更年轻

简单的习惯 不老的身体

〔日〕根来秀行 著

秦思 译

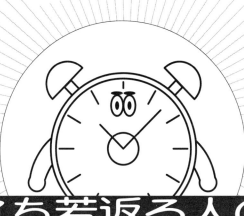

まいにち若返る人の習慣

天津出版传媒集团

天津科学技术出版社

著作权合同登记号：图字02-2019-318号

图书在版编目（CIP）数据

更年轻：简单的习惯，不老的身体 / （日）根来秀
行著；秦思译. — 天津：天津科学技术出版社，
2020.10

ISBN 978-7-5576-7189-1

Ⅰ.①更… Ⅱ.①根… ②秦… Ⅲ.①生活－卫生习
惯－普及读物 Ⅳ.①R163-49

中国版本图书馆CIP数据核字（2019）第255606号

更年轻：简单的习惯，不老的身体
GENG NIANQING: JIANDAN DE XIGUAN, BU LAO
DE SHENTI
责任编辑：刘丽燕
责任印制：兰　毅

出　　版：天津出版传媒集团
　　　　　天津科学技术出版社
地　　址：天津市西康路35号
邮　　编：300051
电　　话：（022）23332490
网　　址：www.tjkjcbs.com.cn
发　　行：新华书店经销
印　　刷：山东岩琦印刷科技有限公司

开本880×1230　1/32　印张6.5　字数130 000
2020年10月第1版第1次印刷
定价：42.00元

总是睡到半夜或天刚亮就醒来，美美地睡一觉变成一种奢侈的幻想。每天早上醒来的时候嘴里还干巴巴的，很不舒服。

最近不知道怎么了，皮肤的状态变得越来越差。

白头发变多了，脱发的问题好像也比以前更严重了。每顿吃的东西没比以前多，但感觉身上的赘肉却越来越多、越来越松垮。

"那个，就是那个啦！"

"我要说谁来着，哎呀就是那个人啦！"

"那里有什么来着？"……类似这样的状况频发。

自己不再像以前一样充满活力、有干劲，也感觉生活中有意思

的事情和好玩的东西都慢慢地变少了。

肌肤的滋润度和体力在逐渐下降，让更多的

人越来越依赖药物的作用。

但是，这又有什么办法呢，因为我们不再年

轻了。

你是不是也这么认为呢？如果是，请听我来给你分析一下，你再重新考虑这个问题。

看看你的周围，和自己同龄的女性里，是不是有那么一些人总是充满着活力，全身上下都洋溢着年轻的气息？她的每一寸肌肤都充满弹性，每一个表情、每一个动作都散发着魅力，简直就是完美的不老女神。所以，"年龄大了没办法，肯定是要变老的，还是放弃挣扎吧"，这种想法可是错误的！请相信，你也可以成为不老女神！

显老和不显老的人，
他们之间的差别是什么呢？

秘密就隐藏在我们身体里的
"毛细血管"等构造中。

甚至可以这么说："人的衰老是随着毛细血管
的衰老而发生的。"所以，让这些遍布我们身
体各处的毛细血管保持活力，对想要保持年
轻美丽的女人来说是一件极其重要的事情。

想要达到这个目的，需要身体三大功能体系都保持顺畅的运转。这三大功能体系是：担负着调节身体节奏重任的"生理时钟"；能滋润、治愈身心的"激素"；可调整身体机能运转的"自主神经"。

让它们保持顺畅运转的方法十分简单。只要把"每日重返年轻的生活习惯"做好就行。那么，让我们赶紧开始吧。

2016 年统计的日本人的平均寿命，女性约为 87 岁，男性约为 81 岁。按这个简单计算一下，40 岁左右的人都还没到人生的一半呢。何况现在这个时代，活到 100 岁也不算什么稀有的事。

但是呢，现代人的寿命虽然变长了，却依然不能一直保持年轻、健康的身体状况。随着年龄的增长，大家都或多或少会感觉到身体上的病痛或不适，不仅如此，患上"生活习惯病"的人数也一直在增长。在这种情况下，人类第一次产生了新的强烈需求："在长命百岁的同时，还想要一直拥有年轻、健康的体魄！"

一门新的学科由此应运而生。它跟既往的医学不一样，不以治疗疾病为目的，这门被称为"抗衰老"的新学科主要致力于研究如何预防疾病和衰老。过去，说到抗衰老相关的话题，很多人都以为那就等同于女性的美容。然而现在抗衰老已经属于医学的范畴，是一个热门的研究对象。

如今抗衰老的研究在美国极其盛行，包括我所属的哈佛大学在内，很多的大学和研究机构都在进行抗衰老相关的研究，并陆续发表了很多划时代的研究成果。

我在哈佛大学主要是从内科和睡眠医学方向进行抗衰老的相关研究。以哈佛大学的研究为原点，抗衰老的研究已经扩散到了世界各地。

例如，身为"Paul F.Glenn"研究中心的成员并就职于麻省理工的莱昂纳德·瓜伦特（Leonard Guarente）教授于2000年发现了"长寿基因"（详见34页）。我的好友，同时也是哈佛大学教授的杰克·绍斯塔克（Jack Szostak）博士发现了和寿命相关的"端粒"（详见37页），并于2009年获得了诺贝尔生理学或医学奖。

而且，2017年美国布兰迪斯大学的杰弗理·霍尔（Jeffrey C. Hall）博士、迈克尔·罗斯巴殊（Michael Rosbash）博士和洛克菲勒大学的迈克尔·杨（Michael W. Young）博士三人共同获得了诺贝尔生理学或医学奖，因为他们首先揭开了"生理时钟"和控制它的"时钟基因"的机制之谜（详见46页）。这个也是我的主要研究方向之一，也发表过一些研究成果。这些都是关系到人类的健康和寿命的重要研究成果。它们都证明了，我们的抗衰老医学正不断取得巨大的进步。

很多人可能会说："医学呀、研究呀这些，好像跟我们的生活关系不大呀……"嗯，说得很有道理。这么伟大的研究成果要是不应用到我们的实际生活中，那真是一种极大的浪费。所以我想，怎么能活用这些知识呢？

我希望能从诊断的病例中提炼出抗衰老的方法，并倾听各方意见，努力将各种研究成果和日常生活结合起来，尽力开发一种理论与实践结合的抗衰老方法，将它传递给更多的人，让更多人获益，就是我的目标。

很多病患可能会发现，许多症状是可以在日常生活中改善的。但将人们往这条道路上引导却比预想的难，让人们改变自己的生活习惯真的不是那么容易。毕竟人跟机器人不一样，简单粗暴地发出"别这样做"的指示，他并不会乖乖执行。不如把详细原因说明以后再给出指导意见，这样的效果更好，也更能将操作与实际生活结合起来。例如，告诉别人"直接吃蔬菜身体吸收的营养，比吃从蔬菜里提取的抗氧化成分制成的营养品效果更好"，肯定比直接告诉他们"多吃蔬菜好"更容易理解，明白原因以后就知道应该怎么做了。

本书以最前沿的抗衰老科学为根据，详细解说了人体的构造，在让大家理解的基础上，把恢复健康和年轻的秘诀介绍给大家。这些秘诀在平时的生活中就能实践。就生活习惯来说，大家做的事情大体上都差不多，就是睡眠、饮食、运动、工作等。只不过，做事的时机、方式，每个人的习惯会有微妙的差别。就是这些微小的差异，日积月累后可能会大大改变人的身体状况。有的人在去往糖尿病的路上一意孤行，有的人在保持着苗条的身材和年轻的体态的道路上勇往直前，这些都是生活习惯不同导致的心理和身体上的不同表现。

我们的身体里，隐藏着各种超越想象的奇妙的机能。而且，它们都超乎想象的诚实。基因、细胞、生理时钟、自主神经、激素、毛细血管、脏器等，构成了我们的身体，大家想不想知道它们是如何影响我们的健康和活力的？想不想知道如何保养我们身体的这些部件？想不想知道该如何改正我们的生活习惯呢？只要方法得当，这些部件就会坦诚地回应你，让身体一点点变轻快，自然而然就变得更加年轻和健康。

本书的目的不是创作最前沿的医学论文，也不是教你制造不老不死药。而是运用我们已知的正确知识，改正平时的生活习惯，唤醒身体里那些能让人维持年轻的机能，让我们焕发新生！

哈佛大学、巴黎大学医学部客座教授　根来秀行

01
显老的人和不显老的人之间，
差别是什么呢？

02

不显老的身体是由
四大"成员"共同造就的！

身体各种机能紊乱疾病多发的更年期……好想轻松地安全度过！

03

每天一点，重返年轻！

重返年轻的睡眠

重返年轻的饮食

糖尿病、代谢症候群、心脏疾病……有可能，幕后是牙周病在作怪！

重返年轻的运动

重返年轻的心理保健

01 显老的人和不显老的人之间，差别是什么呢？

能一直保持美丽的人是否有什么秘密呢？
和目前自己身体有关的东西，都想要了解！

> 这身材，都没法跟朋友一起去泡温泉了……

> 收到了同学会的通知却当没看见。

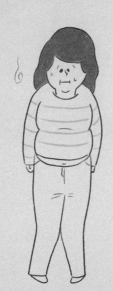

> 明明是同级生，为什么她的肌肤还是那么光滑紧致，差别到底在哪儿呢？

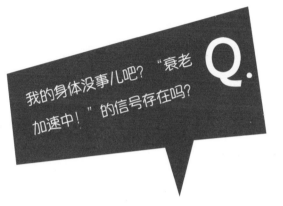

我的身体没事儿吧？"衰老加速中！"的信号存在吗？

Q.

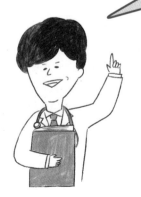

睡眠变浅，睡眠时间变短了，这是最明显的信号！

哎？白发增多了啊！哎呀，怎么这里也长皱纹了呢？怎么最近连年轻人写的文章都慢慢看不懂了呢？……

上述迹象都是很明显的衰老表现。在观察、诊治了大量的同类患者之后，我发现他们之间最大的共同衰老信号是，"睡眠突然变浅了"。

20岁左右的年纪感觉不到衰老的原因，是因为年轻，激素分泌旺盛，虽然睡眠作息多少有些混乱，但只要总体还能保证睡眠的时间，身体的修复工作就可以正常进行，早上醒来时身体大致都能复原。但是到了30多岁至40岁，激素的分泌开始急剧地减少。如果睡眠作息不稳定，则身体修复工作不能全部完成，再加上有助于睡眠的激素和抗利尿激素的分泌减少，夜间醒来的情况变多了，就会导致早上起床后身体还维持着疲劳的状态，感觉就是自己的睡眠变浅了。这就是衰老加速中的信号。

睡眠的品质如果持续降低，将会加速衰老！生理时钟将容易混乱，自主神经也会跟着一同混乱，毛细血管慢慢地受到损伤，就会影响那些重要的激素和营养元素的搬运……形成恶性循环。

恶性循环会导致失眠加重、更难以消除疲劳、容易引起感冒等，疲劳无法消除会让身体变得迟钝和沉重……类似的身体不协调症状会像波浪一样，一波接一波地击过来。

这种身体上的变化，一般都是被我们最早注意到的。这是一个分岔路口，我们如何选择将直接影响衰老的进程。在慌乱不安之中，是假装感觉不到这种不协调的存在，忍受着压力，继续经常熬夜和大量饮酒的生活？还是改变自己的饮食习惯，进行适度的运动，换一种正确的生活方式呢？选择不同的生活方式，到了40岁、50岁或者60岁时，肯定会在身体上表现出巨大的差别。

要想第一时间发现衰老的信号，就要时常关注自己的睡眠等各种生活习惯，时刻关注自己身体的变化。让我们对照下一页的清单，先来了解一下衰老出现的信号和那些会加速衰老的不当的生活习惯吧。

衰老加速中的身体信号 对照检查

- ☐ 早上起来后感觉疲劳没有消退
- ☐ 有便秘或腹泻的症状
- ☐ 手脚冰冷而且浮肿
- ☐ 容易感冒而且不容易好
- ☐ 感到腰痛、肩膀僵硬、头痛
- ☐ 眼睛干，眼屎多
- ☐ 容易健忘
- ☐ 压力大，总是焦躁，难以平静
- ☐ 没有干劲，也懒得去和人打交道
- ☐ 有牙周病、口臭，而且容易口干
- ☐ 皮肤上容易瘀血，伤口也难以愈合
- ☐ 脸色不好
- ☐ 因为长年吸烟，经常咳嗽而且痰多

让衰老提前的不良生活习惯 对照检查

➡睡眠
- ☐ 每天起床的时间都不一样
- ☐ 休息日就懒洋洋地在床上躺着
- ☐ 每晚都要喝点酒才能睡觉
- ☐ 吃完晚饭后马上入睡

➡饮食
- ☐ 早饭时或睡前喜欢吃甜食
- ☐ 肚子不饿也喜欢吃一点什么
- ☐ 晚饭经常在 22 点以后才吃
- ☐ 经常吃营养品额外补充营养
- ☐ 吃饭速度很快
- ☐ 经常用饭团或者面包打发一顿饭
- ☐ 早上起来后，喜欢先喝一杯咖啡

➡运动
- ☐ 基本没有运动
- ☐ 基本乘车出行，也从来不会爬楼梯
- ☐ 为了健康进行一些强度过高的运动

➡心理保健
- ☐ 经常一个人待着
- ☐ 对小事也特别在意
- ☐ 最近基本没怎么笑过

满足 8 项以上的人，存在衰老倾向！
满足 15 项以上的人，高度衰老！
满足 20 项以上的人，须立即应对处理！

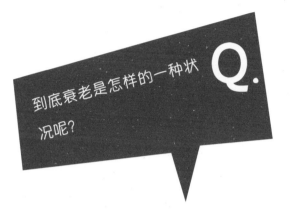

Q. 到底衰老是怎样的一种状况呢?

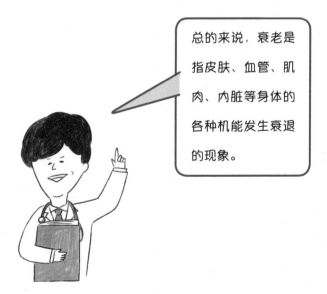

总的来说，衰老是指皮肤、血管、肌肉、内脏等身体的各种机能发生衰退的现象。

"衰老"，并不单纯指上了年纪。"衰老 = 衰退"，身体机能慢慢地衰退，才是完整意义上的"衰老"。

衰老分为"生理性衰老"和"病理性衰老"。因为年龄增长导致的自然性机能衰退就是"生理性衰老"。因为糖尿病、高血压等疾病，导致身体氧化加速产生过剩的自由基，在过剩的自由基、囤积的杂质、过度的压力作用下所形成的衰老，称为"病理性衰老"。举个例子，一位 80 岁身体健康的老人，皮肤上长出了皱纹，这种就属于"生理性衰老"；如果是因为高血糖导致脂肪的增加，这种就属于"病理性衰老"。

那么，到底是什么在起作用，让我们的身体持续不断地衰老呢?

通过观察细胞就会发现，衰老的细胞的机能在一点点缓慢地衰减，最终这个细胞会失去所有机能。如果是皮肤的细胞衰老，那么皮肤将由水嫩嫩的状态变得干瘪且皱皱巴巴。如果是血管壁的细胞发生衰老，那么将导致血管硬化、毛细血管减少、血流停滞、代谢低下，甚至有时会导致动脉硬化。身体原本的各项机能慢慢衰退，即被我们称为衰老。

　　衰老的主要原因，是由于年龄增长所引起的"生理性衰老"，但让衰老加速的罪魁祸首却是一种叫作自由基的物质。它是身体吸入的氧气在细胞内被利用时所产生的物质。如果自由基产生过剩，那它就会变身成为暴徒：伤害细胞，让细胞衰老，甚至让细胞发生癌变，还有可能将毛细血管破坏。第二种会对衰老造成巨大影响的物质是激素。随着年纪的增长，激素的分泌自然会减少，这种现象还是属于"生理性衰老"。但是混乱的生活作息习惯导致的激素分泌加剧减少，则是"病理性衰老"，这种情况在生活中经常发生。激素承担着控制身体机能的重任，如果激素分泌不足甚至枯竭，那么身体就不能正常地运转，自然就会导致衰老加速。

　　"生理性衰老"是一种自然现象，每天都在发生，但是同时，生活中过度衰老的情况也比比皆是。这种现象大多是由于生活习惯的混乱和生活压力过大造成的，也就是我们说的"病理性衰老"。虽然是病理性的，但我们在日常生活中却可以采取很多手段来预防和对抗。当然这个前提是，我们要先知道衰老是可以预防的。

衰老分为两种类型!

竭尽所能地让这两种衰老延缓就是预防衰老的秘诀。

生理性衰老

除了年龄增长导致衰老之外，平时的身体代谢所产生的自由基也会导致组织劣化及机能低下。

病理性衰老

产生原因是不良的生活习惯或疾病导致的自由基产生过剩。

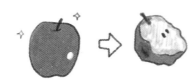

主要的衰老原因①

自由基导致的身体锈化!

切开的苹果因为接触了氧气，发生氧化反应变成了褐色，同时变得皱皱巴巴。我们的身体也会因为氧化反应导致身体"生锈"，也就是本书所说的衰老。

主要的衰老原因②

随着年龄增长，激素分泌量下降得如此之快!

随着年龄的增长，控制睡眠节奏的褪黑素的分泌也会减少，导致我们的睡眠变浅。除此以外，25岁之后，生长激素、雄性激素的分泌量会缓慢地降低；超过45岁后，女性激素的分泌量会急剧降低。

激素分泌量随年龄的变化图

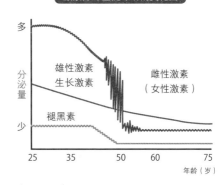

参考资料:《HO.K.K.Y.et al. :Horm.Res.40(1-3:1993)》《Foodstyle21 vo14.No9.2010》《日本妇人学会数据》

Q. 外表的年轻程度和体内的衰老程度是成比例的，是真的吗？

皮肤和头发等外表看起来很年轻的人，体内的各项机能也元气十足，可以说身体也相当年轻而有活力。

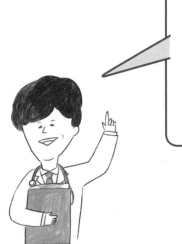

"不跟你的外表比较，咱比一比谁的身体更健康！"有些不服气别人因为外表就说自己老的人可能会这么说。但是光就衰老这方面来说，身体内部的衰老程度是会忠实地反映在一个人的外表上的。

毛细血管可以算是人体内最大的一个器官，具有管理健康和容貌的重要机能，它的健康程度也是衡量衰老的一个标准。到目前为止，我们对大量的人的血管进行了检查、研究，发现 100 岁以上还能保持活力的人，他们的血管也保持着充满活力的状态。他们身体里的毛细血管总数变化不大，均衡地遍布全身各处，而且动脉也都还充满着活力、弹性！如此健康的血管系统，也许部分解释了他们健康的原因。

另一方面，那些比实际年龄看上去偏大的人，血管的年龄也普遍更高。有的人实际年龄只有 40 岁左右，但血管的年龄却和 70 岁左右的人一样。现在这种情况很多，所以很多人看起来比实际年龄更大也就不稀奇了。

毛细血管要是衰老了，会对身体内的组织造成影响。特别是皮肤这种处于身体外侧的组织，毛细血管的状况会直接影响它的状态。拥有美丽又富有弹性的皮肤，说明你体内的毛细血管健康地遍布全身，血液的流动也十分顺畅。在这种情况下，营养、水分、氧气等可以源源不断地输送到皮肤细胞中，同时皮肤细胞产生的代谢物质的搬运也能不受阻碍地进行，因此皮肤的新陈代谢能顺畅地进行。

衰老可不只表现在皮肤上。例如，肌肉会随着年龄的增长而减少，同时肌肉的基础代谢也会降低。这也是生理性衰老的一种。但那些有锻炼肌肉的运动习惯的人，肌肉减少的状况会得到抑制，因为年龄增长而引起的基础代谢降低的情况也同样会被抑制。同时运动会促进血液流动，增强毛细血管的整体功能，在身体机能的共同作用下，身体脂肪会燃烧，可以让人保持良好的体型。

大家可能听说过"美肠""肠活动"等新兴词语吧，肠道健康问题在美容和健康方面长期受到大量的瞩目。肠道和毛细血管、肌肉一样，随着年龄的增加机能会下降。但是，通过控制饮食和运动就可以让肠道保持健康，既能美肠也能美肌。健康的肠道能让你免疫力提升，不易患上感冒等疾病，即使年纪大了也能保持满满的元气。

骨骼的年轻与否从外表看不出来。但女性到了闭经期后，那些经常运动的人，骨骼肯定是更坚固的，身体内部构造的年龄，不只体现在外表上，也会表现在上述的这些情况中。

身体内部机能年轻的人，外表也会更年轻！

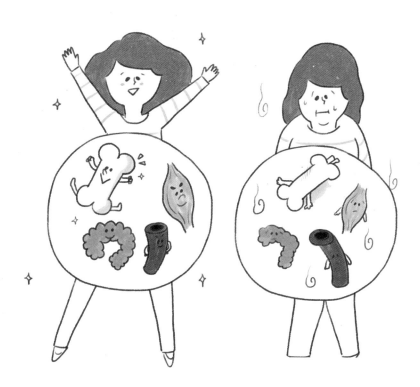

外表看起来年轻的人

· 毛细血管强壮且数量多
· 肠道元气满满且肠内环境良好
· 骨骼强壮（骨密度高）
· 肌肉多且强壮

外表看起来显老的人

· 毛细血管弱、数量少
· 肠功能弱，肠内环境糟糕
· 骨骼脆弱（骨密度低）
· 肌肉少

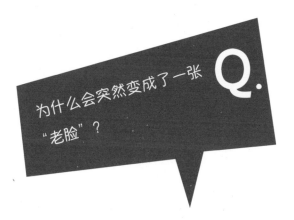

Q. 为什么会突然变成了一张"老脸"？

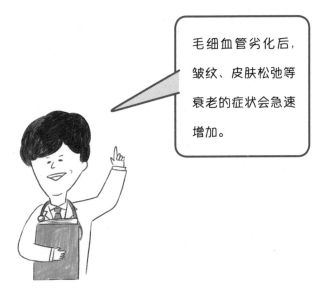

毛细血管劣化后，皱纹、皮肤松弛等衰老的症状会急速增加。

像浦岛太郎打开宝箱一样，或者像漫画《明日之丈》里一样，有一天头发突然全部变白……像这样的衰老情况，在现实生活中虽然并不存在，但某天突然感觉到衰老的"来访"是可能的。但这不过就是"自己的感受"而已，实际上衰老是在暗地里一点儿一点儿默默进行的。

举个例子，某天突然感觉到自己的脸变老了，这实际是皮肤细胞的代谢低下导致的。通常，处于表皮最下层的基底层部分每天都会生成新的细胞，细胞在分裂生长的过程中向皮肤的表层移动，移动到角质层，最后变成污垢脱落。这种新细胞的生成和变化过程称为"皮肤的新陈代谢"。

通常，皮肤的新陈代谢以一个月左右为一个周期，不断循环进行，从而保持皮肤的光滑水润。年轻的时候，给皮肤运送养分的毛细血管十分繁盛，皮肤的新陈代谢能顺利地进行。即使偶尔有不养生的行为，会给肌肤造成轻微的损伤，但很快也能恢复。

可是，长期的不养生的行为会反复对毛细血管造成损伤，引起毛细血管的衰变，导致血流速度变慢，氧气和养分没法送达真皮、基底层和表皮的细胞。皮肤的新陈代谢速度将变缓，那些旧角质层将紧贴在皮肤表层，皮肤自然就会变硬。

　　同时，对皮肤的真皮组织起支撑作用的骨胶原以及支撑胶原蛋白的肌肉组织也因为没有得到充足的养分，导致皮肤接连不断地出现斑点、皱纹、松弛、暗沉等问题。这就是脸变老的根本原因。

　　头皮作为皮肤的一部分，原理也是一样的。头皮如果长期受到损伤，毛细血管劣化、血流速度变慢等情况一直持续，就不能给控制头发生长的细胞提供必要的养分，脱发、头皮屑多、秃头、头发油腻等头发衰老的问题就会出现。头发衰老和脸部衰老经常一起发生，因此就会给人突然之间变老的感觉。

　　引起这种衰老的原因，实际上都潜藏在我们的生活习惯中。睡眠不足、偏食、营养不足、抽烟、运动不足、压力过大、饮酒过度、紫外线过度照射等都是衰老的原因……在这辆"衰老坦克"猛冲出来之前，改正这些造成衰老的不良生活习惯是我们首先要做的事！只要想着今日的生活将造就未来的自己，改善生活习惯的意识自然就会提高了。

脸变老的原因是毛细血管的劣化！

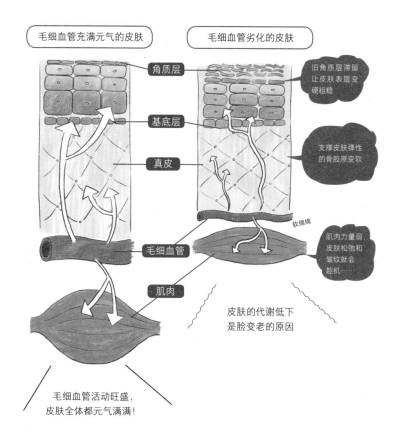

毛细血管充满元气的皮肤　　毛细血管劣化的皮肤

角质层

基底层

真皮

毛细血管

肌肉

旧角质层滞留让皮肤表层变硬粗糙

支撑皮肤弹性的骨胶原变软

软绵绵

肌肉力量弱，皮肤松弛和皱纹就会趁机……

皮肤的代谢低下是脸变老的原因

毛细血管活动旺盛，皮肤全体都元气满满！

年轻的皮肤是由健康的毛细血管支撑起来的！

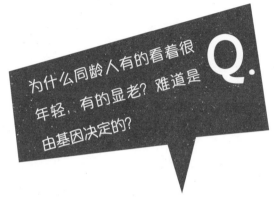

为什么同龄人有的看着很年轻，有的显老？难道是由基因决定的？

Q.

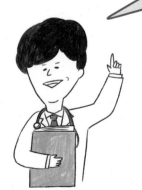

生活习惯比遗传基因更能左右衰老的进程。

父母很早就老花眼了，头发全白了，也快掉光了，稍微有点肥胖，还有点糖尿病的前兆。自己肯定也会变成这样的……可千万别这么想，别这么轻易就放弃自己。

相对于遗传因素，衰老受生活环境的影响更大。举个例子，1964 年在东京举行奥林匹克运动会的时候，在日本患有糖尿病的人还是比较稀有的存在。但随着高速发展时代的到来，糖尿病患者逐渐增多，到了 1996 年竟然增长了 6 倍之多！如果把那些血糖值较高的疑似糖尿病患者也计算在内的话，或许可能有超过2000 万人得了糖尿病。

如您所见，导致糖尿病的原因不只是遗传因素。饮食欧美化和过度饮食、汽车普及导致的运动不足等生活习惯的变化导致肥胖人群增加，是将日本变成糖尿病大国的主要原因。

那白发和脱发又是因为什么呢？医学上虽然还没有完全地揭开它们的诱因，不过除了遗传这一重要因素，生活习惯中也有很多会导致它们发生的重要因素。如：肥胖、压力大、睡眠不足等原因引起自主神经功能紊乱和激素分泌错乱，使血液流动缓慢、毛细血管弱化，导致头发的营养和氧气输送供给不能顺畅地进行，很多白发和脱发的情况就因此产生了（详见 106 页）。

还有老花眼，顾名思义就是眼睛的衰老。但近年来得老花眼的人开始年轻化了。工作忙碌的接近 30 岁的这一代人，本来是完全没到得老花眼的年纪，但因为长期使用电脑和智能手机，眼睛持续受到蓝光这种强光的照射，形成了假性老花眼，俗称"手机老花眼"。蓝光是仅次于紫外线的强光，会对眼睛造成相当大的负担。如果年轻的时候患上了手机老花眼，只要让眼睛多休息就能恢复。但眼睛要是长期被过度使用的话，等到了真正的老花眼到来的时候，情况肯定会相当糟糕。而且，用眼过度会让眼睛内产生活性氧，这种情况持续下去，可能会让老年性白内障的发生时间前移。

对于常见的衰老现象和生活习惯病等各种各样的疾病，遗传因素的作用并没有不良生活习惯的重复累积对它们的加速作用大。不良的生活习惯会让衰老像多米诺骨牌一样，发生连锁反应！改正我们一些混乱的生活习惯，不让衰老加速，是最好的抗衰老对策。

以不良的生活习惯为引子，衰老像多米诺骨牌一样倾倒，
开始加速！

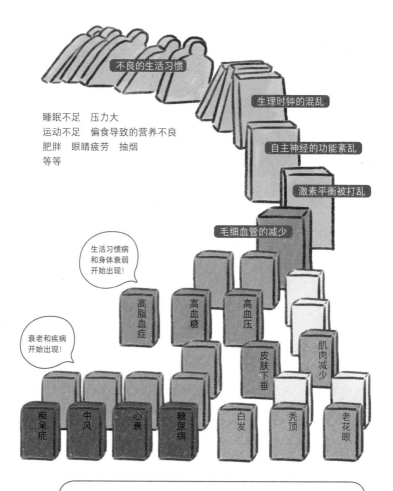

不良的生活习惯

生理时钟的混乱

自主神经的功能紊乱

激素平衡被打乱

毛细血管的减少

睡眠不足　压力大
运动不足　偏食导致的营养不良
肥胖　眼睛疲劳　抽烟
等等

生活习惯病
和身体衰弱
开始出现！

衰老和疾病
开始出现！

高脂血症　高血糖　高血压　皮肤下垂　肌肉减少

痴呆症　中风　心衰　糖尿病　白发　秃顶　老花眼

不良的生活习惯比遗传因素造成的损害更大！

Q. 除了外表变老，心情阴沉低落也算衰老吗？

情感也会衰老的。但是，控制活力、干劲的前额叶不管到多少岁都能保持活性！

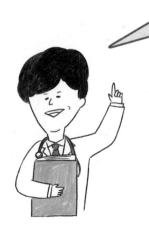

有的人不管到了多少岁，还是性格活泼，有很多兴趣爱好并能从中找到乐趣。同时还有一种人，总是打不起精神，只喜欢宅在家里不出门。有的人，以前看电影的时候经常会随着剧情哭泣或者大笑，可最近却变得连喜怒哀乐都没有了。最近，这样的人也意外地多起来了。

为什么会发生这样的情况呢？

这个秘密，隐藏在人的大脑里面。支配人类情感的是位于大脑中的额叶。额叶分为控制肌肉运动的"运动区"以及与感情、动机、想法、思维、智力和性格等精神层级的高级认知功能相关的"前额叶"。从小孩变成大人的成长过程中，前额叶也随之成长，让我们的情感变得更丰富、思虑变得更深刻。前额叶与我们的人格形成有很大的关系。

但是，随着年龄的增长，前额叶会一点点开始缩小。曾经丰富的感情渐渐地衰减，脑内神经的传递功能也有下降的可能。这就是导致"情感衰老"的一个原因。

前额叶的萎缩和随之产生的情感衰老，是谁都无法避免的生理性衰老。但实际上，现在有研究已经发现，无论到多少岁都能让前额叶保持活性是可能的事情。

脑神经科学方面的研究结果发现，多计算或者读书，就能让前额叶的血流量增加。一时的血流量增加虽然不能达到防止前额叶衰老的效果，但若能持续定期对前额叶进行刺激，让它的血流量增加的话，毋庸置疑最后肯定能达到预防情感衰老的效果。

"以前的我多么快乐……"只是这样怀念过去的美好，还是努力让自己"今天也快乐！"？选哪一条路就看个人了。尝试开始新的爱好，或者重拾过去喜欢的东西，都很不错呢，你说对不对？

我们的身体，比想象中的更富有戏剧性！给它一点小小的变化或者刺激，就可能让它发生不可思议的改变。明白了这件事以后，有没有觉得自己的情绪已经自然地变得积极起来了呢？

影响前额叶活性的好习惯和坏习惯

作为高等动物的人类的前额叶非常发达，这也是我们人类与其他动物的"根本区别"。

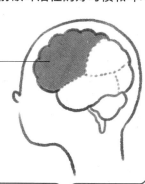

只要是积极向上的行为，什么都 OK！	避免使用电脑帮助检索或者只需要简单思考的作业！
好习惯	坏习惯
运动	运动不足
读书	睡眠不足
猜谜	骂人
做饭	抱怨
旅行	宅在家里
恋爱	因循守旧

不管到了多少岁都能促进前额叶的血液流动，
让前额叶保持活性变为可能！

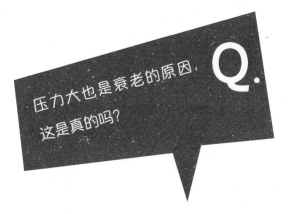

压力大也是衰老的原因，这是真的吗？

Q.

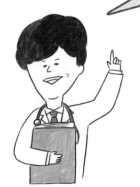

是真的。压力要是长期囤积，是会让衰老加速的。

不只酷热和寒冷的自然环境会让人产生压力，满员的电车、噪声、加班、睡眠不足、工作要求过于严苛、不规则的饮食、人际关系、烦人的上司等，现代社会到处都充斥着压力的源头。

适度的压力会给身体带来好的影响，并不是所有的压力都是不好的。问题在于，压力过大会引起身体的防御机能暴走，如同扣动衰老这支手枪的扳机，成为衰老的诱因。

例如，压力大有时候会引起胃部绞痛、皮肤粗糙或长痘痘等问题，很多人应该都经历过。这就是压力激素在发挥作用！而压力激素也正是导致衰老发生的原因。

压力产生的时候，会向大脑发送相应信号，然后大脑会发出分泌一种叫作皮质醇的激素的信号。这个皮质醇就是压力激素的本源。如果身体长期处于过度的压力下，会导致皮质醇分泌过量，引起免疫机能低下、血糖值上升、交感神经兴奋等问题，然后血管会因此收缩，血压会上升。如果持续受到压力的刺激，身体会突然萎缩，同时变得冰冰凉的，这种状态代表着身体承受了过度的负担。

压力大时胃部感到疼痛是胃黏膜的毛细血管收缩，胃壁受到影响、损伤的结果。

皮肤的粗糙和长痘问题，是皮肤细胞附近的血管收缩，血液流动停滞，营养、氧气和代谢物的搬运受阻带来的结果。

同时，过剩的皮质醇会导致自主神经运转低下，身体各处的血液流动恶化。因为这个原因自由基大量产生，最后导致身体被氧化。我们在哈佛大学进行的研究也确认，在这种情况下，血管壁的细胞会比通常情况下更容易产生自由基。如同最开始说明的一样，自由基是导致全身细胞衰老的恶人。就是压力将这个恶人唤醒的，如同使者一般的存在。

将压力击退的特效药，就是大咧咧的性格！要是生活中鸡毛蒜皮的事儿都斤斤计较，会让交感神经被过度刺激，晚上难以入睡，血液流动和激素的分泌恶化，最后陷入压力的恶性循环中不能自拔。因此，在遇到讨厌的事情时，最好尽快将它抛诸脑后，将注意力切换到自己喜欢的事情上，这个非常重要。

压力会导致衰老加速!

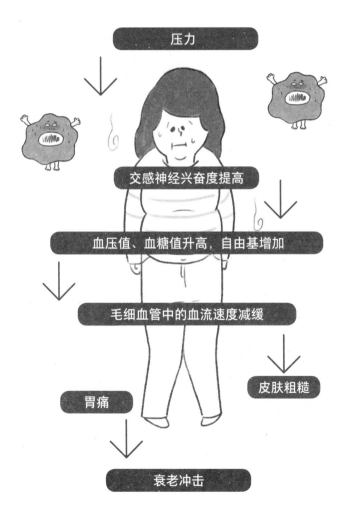

无论到了多少岁，都依然能

保持年轻状态的人存在吗？

当然存在的！只要能提
高保养身体的意识，就
是朝着保持年轻状态迈
出巨大的一步了！

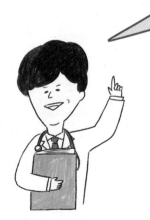

　　随着年龄的增长，身体衰老是自然的现象，因此让自己坦然地接受这个事实也是一件很重要的事。但是呢，如果有不当的习惯，引起了自然衰老（生理性衰老）的加速，让人看起来比实际年龄更老的话，就会让人非常懊悔。

　　根据 2016 年的统计数据，日本人的平均寿命，女性约为 87 岁，男性约为 81 岁。对三四十岁的人来说，还剩下超过一半的人生呢。将来的人生是选择健康、充满活力地度过，还是陷在各种身体不调的烦恼中，忧郁地度过呢？选择哪一种更明智，毋庸置疑吧？

　　要想每天都年轻充满活力，我们需要做两件事，每一件都是很简单的事情。第一件是"将和身体有关的正确知识牢牢记在脑子里"，第二件是"过能让身体顺畅运转的生活"。"和身体有关的正确知识"在第二章中会做详细的介绍，"让身体顺畅运转的生活"在第三章中会做介绍。请一定要照着介绍应用到自己的生活中去。这里就先稍微说一些能够对抗衰老的生活习惯吧。

　　正确的生活习惯的基本就是平衡睡眠、饮食、运动这三方面的活动。你可能会觉得这是理所当然的事，谁不会睡觉、吃饭啊，不是废话吗？但实际上大多数人并不知道这三件事的正确做法。

　　更有一些 30 ~ 50 岁的人，经常废寝忘食地工作，把其他事情都抛到脑后了。这个时候皱纹就会悄悄爬上他们的脸颊。这可是会引起衰老加速的大陷阱啊。

我们的身体里，大概含有 60 万亿个细胞。每天都有一些新的细胞生成，对身体进行修复和补充，周而复始，保障身体的机能正常维持下去。我们脆弱且易暴走的生理时钟在每天早上会重置，切换成活动模式。白天，营养物质会被均衡地输送到身体各处，让身体正常地运转。夜晚，生理时钟再切换回休息模式。当我们睡眠时，血液会流动到身体的每一个角落，给它们带去足够的激素和营养成分等，让它们一点点地自我修复。

自我修复对身体来说是必不可少的过程。可以把身体的运转想象成工作或者做家务，如果有一堆今天一定要完成的工作或者家务活，但在工作时突然受到了阻碍，因而消极怠工，这时候所有的节奏就会被打乱。会有大量工作堆积，最终无法完成；或者大量家务没做，家里乱七八糟。这时的心情可想而知，肯定焦躁无比……这和身体的节奏被打乱，导致衰老加速的道理是一样的。想要拥有一个不老的身体，第一步就是让身体在一个安定的环境下把它应该做的事情完成。这就是我刚才说的，保证规律的睡眠、饮食和运动等生活习惯，让身体得到休整，才能实现不老的目标。

"再见衰老" 的基本要求

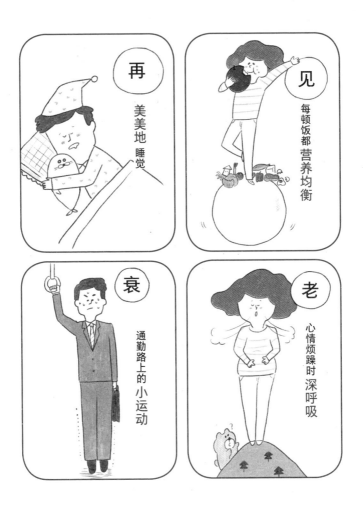

根来博士小课堂①

让人从细胞层面恢复年轻的时代到来了。手握关键钥匙的是长寿基因！

下面我教给大家能让细胞保持年轻活力的三个小诀窍！

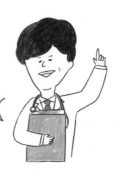

　　说到细胞、基因什么的，大家可能会觉得很深奥。实际上我们的身体里总共集合了约 60 万亿个细胞，可以说是"细胞的组合体"。

　　首先，我跟大家说一下细胞是如何组成我们的身体的。细胞中含有一个细胞核，在细胞核里就包含着基因。一个细胞里含有的基因数大约是 23000 个。其中一部分的基因发挥作用，根据它所携带的基因信息将细胞变成身体各种组织的材料，像拼图一样一块块拼起来组成我们的身体。例如，皮肤细胞里的基因发挥作用的时候，会将这个细胞变成皮肤组织的材料。同理，肌肉细胞里的基因发挥作用时，细胞将会变成肌肉组织的材料。遗传程序会将细胞内必要的基因的开关激活，将生成的细胞送到它该去的地方。

　　目前针对基因的研究取得了巨大的进展，而且还在高速发展中。在这个"热火朝天"的基因研究的世界中，研究发现的成果之一就是"长寿基因"。麻省理工学院的教授，同时也是我的研究伙伴的莱昂纳德·瓜伦特教授从酵母菌中发现了该长寿基因，继而从各种各样的生物中都确认了它的存在。这给如何阻止细胞衰老指明了方向，该采取哪些措施变得更明朗了。

　　这些措施包括：让细胞中的能量产生工厂——线粒体数量增多，让导致身体锈化的自由基数量减少，抑制"肥胖激素"胰岛素的过度分泌，按照时钟基因的节奏调整身体的活动规律，最后是保护遗传因子（基因）、保护能防止细胞衰老的"端粒"不受损害！（关于端粒的内容会在第 37

页进行详细说明。）

但现在的问题是，这个长寿基因，要是放着不管它就会一直处于睡眠状态……这简直就是暴殄天物啊，对不对？因此我们针对长寿基因，展开了很多如何将它的活性开关开启的相关研究，最后功夫不负有心人，找到了3个能将它唤醒的开关。虽然这个研究成果还没有在人体上进行实验验证，但在老鼠和猴子等动物身上的研究已经证明了这3个开关的作用。这3个开关是：①卡路里摄入限制；②强度稍大些的运动；③白藜芦醇的摄取。

第1个"卡路里摄入限制"，要求我们每天只摄入必要卡路里的七到八成，控制卡路里的摄入。这个卡路里摄入限制原则一个月内只需实践两周就会有十分明显的效果。不过要注意的是，那些将营养均衡完全破坏的卡路里过度限制的行为是不可取的。如果不想自己的努力得不到回报，就要注意不要采取极端措施。

第2个"强度稍大些的运动"，是指那些能让心跳速率提高两到三成的运动。这个运动的强度标准就是运动到呼吸稍微加快并开始出汗。多运动还能消耗卡路里，有助于"卡路里摄入限制"，一石二鸟。

第3个"白藜芦醇的摄取"：白藜芦醇是一种在婴儿体内含量较高的多酚物质，它能直接对长寿基因产生作用，让它的开关打开。

而且白藜芦醇能让身体在没有采取卡路里限制措施时，也能达到"卡路里限制状态"的效果。哈佛大学正在进行白藜芦醇的化学成分提取的相关研究，将来会把它作为一种营养保健品也说不定呢。

对遗传基因起传递作用的"端粒"是什么东西呢?

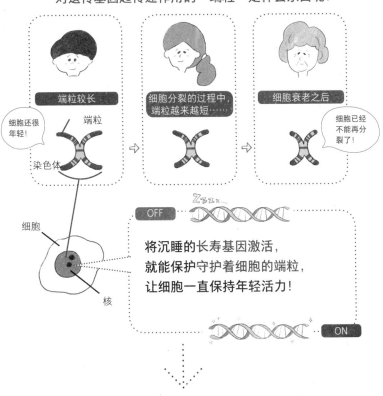

端粒较长

细胞还很年轻!

端粒

染色体

细胞分裂的过程中,端粒越来越短……

细胞衰老之后

细胞已经不能再分裂了!

细胞

核

OFF

将沉睡的长寿基因激活,
就能保护守护着细胞的端粒,
让细胞一直保持年轻活力!

ON

能将长寿基因激活的 3 个开关

①卡路里摄入限制

在保证营养均衡的前提下,将摄入的卡路里限制在七到八成。

②强度稍大些的运动

感到稍微有些吃力,呼吸也稍微变急促,大概这种程度的运动就行。

③白藜芦醇的摄取

能促进葡萄和红酒等食物中含有的抗氧化成分的吸收。

过去，人类为了能够长生不老，向神明祈祷过，也探寻过不可能存在的长生不老秘药。如今这个时代，依然不存在真能让人返老还童的魔法般的药物。但将长寿基因激活的方法，都向大家介绍过了，它存在于我们每一天的生活之中。让细胞保持年轻活力的秘方，就隐藏在生活的细节里，方法也有很多种。将这些方法都找出来，并传达给每一个人，就是我们研究者的工作。请让我们帮助大家都获得健康、年轻、有活力的身体吧。

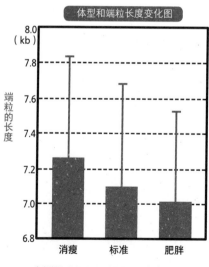

体型和端粒长度变化图

端粒的长度 (kb)

消瘦　标准　肥胖

参考资料: DOI:10.1016/S0140-6736(05)66630-5

"卡路里限制"的效果，这个在研究结果中已经得到证实。肥胖的人，端粒较短，衰老得也更早！

※ 图中同时显示了每个数值的波动范围

计算一下自己每天必须要摄取的卡路里数量，
向"卡路里限制"发起挑战吧！

男性

18 ~ 29 岁　24.0（kcal）
30 ~ 49 岁　22.3（kcal）
50 ~ 69 岁　21.5（kcal）
70 岁以上　　21.5（kcal）

女性

18 ~ 29 岁　22.1（kcal）
30 ~ 49 岁　21.7（kcal）
50 ~ 69 岁　20.7（kcal）
70 岁以上　　20.7（kcal）

低 **1.50（1.40 ~ 1.60）**

生活中大部分时间都是坐着，
以静态活动为主

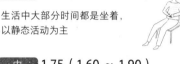

中 **1.75（1.60 ~ 1.90）**

虽然可以坐着，但工作中不时需要
站立、移动或者接待客人，或者经
常有走路上下班、购物、做家务、
轻度运动等活动

高 **2.00（1.90 ~ 2.20）**

从事长期需要移动、站立的工作，
或者有打球等活动量较大的
锻炼习惯

※ 上述数值是各种运动的强度值。根据各自的运动强度从括号
内的数值范围中判断出自己的强度值吧。

摄取的卡路里（kcal）

= **体重（kg）** × **每千克卡路里摄入量（kcal）** × **运动强度**

例：35 岁女性、体重 50kg、以办公室工作、接待客人为主的工作
体重"50kg" × 每千克卡路里摄入量"21.7" × 运动强度"1.75" ≈ 1900kcal
"卡路里限制"要求只摄入八成的卡路里，1900kcal × 0.8=1520kcal

用目测的方
法判断饮食
的营养搭配
（比例）！

主食
松松地装平一个
巴掌大的碗

主菜
堆起来正好手掌
心大小

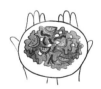

蔬菜
盛满一个两个手掌
大的盘子的量！

02 不显老的身体是由 四大"成员"共同造就的!

怎样才能打造年轻有活力的身体呢?让我们一起来看看在身体里悄悄活跃着的各个角色吧!

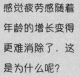

感觉疲劳感随着年龄的增长变得更难消除了,这是为什么呢?

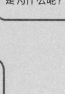

肩膀僵硬、腰痛等问题让身体一直感觉很不舒服……

现在患上感冒以后,变得不能靠自身的抵抗力自愈了。

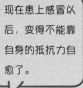

最近的情绪很不稳定,总是一会儿烦躁不安,一会儿低落消沉……

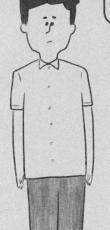

"生理时钟、自主神经、

毛细血管、激素"

是在重返年轻工厂里

一起工作的伙伴。

只要其中一个偷懒懈怠，

就会产生连锁反应，

导致身体在衰老的

道路上狂冲猛进！

我们的身体能够健康地运转都是它们的功劳。多亏了"生理时钟"的调节,"自主神经"和"激素"的制约,以及受这两种控制力推动的"毛细血管"的正常运转,身体才能保持活力。这四个机能就像一个团队一样,通常情况下它们相互帮助,联动推进。但其中任意一个出现混乱,就会让它们都无法正常运转下去,全体都会运转缓慢,最后崩溃。身体调节功能要是崩溃了,衰老就会提早发生。

"生理时钟"和"自主神经"通常是组队工作的。早上起床后,生理时钟会发出指令,让自主神经的一分子——交感神经处于兴奋状态,从而唤醒身体的各项机能,让身体进入活动模式。到了晚上则让自主神经的另一分子——副交感神经处于主导地位,让身体进入放松的状态。它们通过这种方式实现对身体的调节和控制。

"自主神经"和"毛细血管"也是联合运作的。在身体处于活动模式的白天,交感神经占据了主导地位,会让毛细血管收缩,让血液集中在以心脏为首的身体中心。到了晚上副交感神经起主导作用时,身体就转换成自我修复模式,它让"毛细血管"都舒张开来,将富含各种"激素"的血液运送到身体的各个角落,让皮肤、头发、肌肉、内脏、血管、大脑等所有组织都能进行自我修复。

"激素"跟"自主神经"一起对身体进行制约控制，它们的存在就是为了帮助身体正常运作。各个激素成员的功能不同，它们会分别帮助免疫、能量代谢、身体发育、生殖等机能维持正常的运转。它们都有一个特征，就是以一个固定的时间周期在身体中循环一圈，当人在睡眠时它们会更活跃，在抗衰老方面能发挥极大的作用。

如果生理时钟出现了混乱呢？如果混乱的生理时钟发出错误的指令，导致自主神经不能正常运转了呢？如果自主神经功能紊乱导致本该运送激素的毛细血管闭合，影响激素的输送了呢？我们的身体当然就不能再保持健康、年轻、有活力的状态了。

后面的内容将会对它们各自的运作和特征进行详细的介绍。只要了解了它们在身体内部是如何运转、各个机能是如何工作的，就会发现那些能让身体保持年轻的生活方法，当然这就会增加我们注意身体保养的意愿。

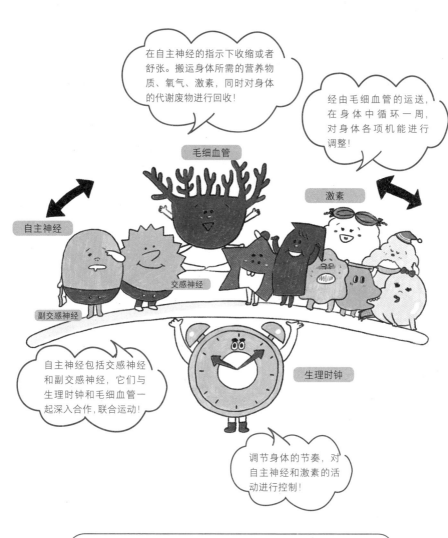

生理时钟

调节身体节奏的『司令塔』

身为生理时钟的我每天都会出现一点点偏差……因此需要在每天早上重置一次。如果不重置的话，会让自主神经暴走、激素无法发挥作用，毛细血管也会减少！

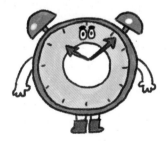

主要功能

引导身体一整天的工作节奏，给激素、血流、代谢、体温、自主神经等身体机能的运动节奏提供指导。

我们为何在夜晚到来时就变得想睡觉了呢？为何到了早上就会醒过来呢？为何说早睡早起会对身体好呢？

这是因为，在人的体内有一种地球上的生物花费了数十亿年的时间才获得的节律："随时间变化的周期性生理时钟"（以天为一个周期的生理时钟）。

这种周期性生理时钟，是以大约 24 小时为一个周期，根据时间而变化的生理现象。周期性生理时钟是根据1997年发现的"时钟基因"推导出来的。构成人体的约 60 万亿个细胞里都含有这个时钟基因，因此可以将生理周期节奏牢牢地铭刻在身体中，身体每个部分都能受到生理时钟的控制。这就是生理时钟的原理。

人的生理时钟是受到聚集在眉间附近（脑的视交叉上核）的生理时钟细胞和全身每一个细胞中的时钟基因联合控制的。特别是集中在眉间附近的神经细胞，它们以时钟基因为中心运作，这些生理时钟细胞聚集在一起，大约有 1 万个。这些细胞作为"父系生理时钟系统"拥有很强的身体节奏控制能力，是生理时钟的主要控制力量。如果把生理时钟比作管弦乐团的话，眉间附近的"父系生理时钟细胞"就是指挥者，主要负责控制节拍。而全身细胞中的"子系生理时钟系统"则根据指挥的节拍，控制身体的各项机能的节律性。

有这么豪华的控制系统，就可以彻底安心了！——如此大意，可是很危险的啊。生理时钟系统（周期性生理控制系统）中有很多需要特别注意的点。

地球自转一圈大约需要 24 小时，人类体内的生理时钟的一个周期循环是 24 小时 11 分。也就是说，生理时钟的每一个周期都比地球的自转周期多了 11 分钟。这个偏差，1 天是 11 分钟，2 天就是 22 分钟，20 天累积起来就是巨大的 220 分钟（3 个半小时以上）的差距。有了这 3 个多小时的差距，我们的生理时钟和地球的昼夜偏差就会特别明显了。所以要是放任生理时钟的偏差扩大的话，不久后身体里一定会出现大混乱。就如同之前的部分说明的那样，生理时钟出现混乱，会导致团队里其他的成员自主神经、毛细血管、激素均无法正常地工作。然后身体就会持续出现各种紊乱和失调，衰老也会不断地加速……

而每天早上起床时照射在身上的阳光，能将这个偏差修正。眉间附近的父系生理时钟细胞被早上的太阳光照射到时，会根据地球的自转节奏，将生理时钟重置。当新的生理节奏记录到生理时钟内时，会立刻发出两个指令。

一个就是"开始分泌激素，为下一次睡眠做准备"，另一个就是"通过自主神经对所有的子系生理时钟细胞进行重置"。

夜晚降临，我们会自然地感觉到困倦，而到了早上全身的细胞又会自行清醒过来，将身体切换成活动模式，都是因为父系生理时钟系统能够正常地运转并发出正确的指令。

- 生理时钟是能保障我们健康地生活下去的重要系统。
- 让生理时钟在每天早上进行重置是一件必不可少的事！
- 自主神经和激素都是在生理时钟的指令控制下运转的。

自主神经

无微不至地调整身体的各项机能的『平衡调整员』

交感神经

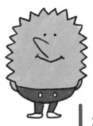

我们两兄弟承担着控制身体平衡的重任！最近，你有没有总是很晚都还在看手机？把生理平衡打破了，让自己陷入麻烦当中，还经常感到身体像针刺一样的疼，或者明明很困但就是睡不着……说实话这种情况真让人疲惫不堪。

主要作用

白天、运动时、紧张时、压力大时开始工作，让血管收缩，将血液集中到需要的地方，让身体切换成活动模式。

副交感神经

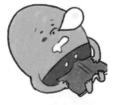

主要作用

我在睡眠时、休息时、放松时、夜晚到来时才开始工作。我会让血管舒张，将血液输送到身体各处，辅助身体进行自我修复。

我们的身体，并不能随自己的意愿来控制。不是主观意识发出"心脏你快动起来！""血液你快流动起来！""快呼吸起来！"这样的指令，身体就会随之运动。控制我们身体的是自主神经。它能将内脏的消化、血液循环和呼吸等无意识运转的功能调动起来。它能和大脑进行通信，建立起情报交换网络。进食之后，它会帮助胃开始蠕动；当气温下降时，它会让身体产生更多热量帮助体温升高；在我们睡着的时候它也能保障我们正常呼吸；它还能维持心脏的持续跳动等。这些身体机能能正常运转都要感谢自主神经的帮助。

自主神经分为两个部分：交感神经和副交感神经。交感神经是"让身体兴奋、紧张、清醒的神经"。在身心活动兴奋、身体需要大量的能量的时候，交感神经的活动就会加强，处于主导地位。从本质上来说，交感神经也是根据生理时钟的指令进行活动的。白天，人的活动量较大，为了将活动所需的氧气运送到指定的地方，交感神经会让心跳速度加快，提高呼吸的频率，加快输送的频率。它还可以让毛细血管收缩、血压上升。不仅如此，为了保证能量供应充足，顺利输送到位，它还会命令肝脏制造葡萄糖，提高血液中糖的含量。总之，它能将身体调整到临战的状态。

而与它相反，副交感神经是"让身体休息、放松的神经"。

在接收到生理时钟的指令后，它在傍晚至夜晚这段时间的活动会加强，处于主导地位。它会让呼吸变平稳，让心脏的跳动变稳定，让毛细血管舒张，保障血液能流通到全身各处，让血压下降等。总之它的作用就是让身体活动变缓慢，切换到休息的模式。

但副交感神经的活跃时间可不只限定在夜晚。白天吃完饭后的放松时间、泡在温暖的水中的洗澡时间，副交感神经也会处于主导地位。

交感神经和副交感神经就是这样，一直互相朝着相反的方向工作，一方变强的时候另一方就变得弱，就像跷跷板一样一上一下地取得平衡，从而细致入微地调整身体的各项机能。除此之外，自主神经的"总功率"大小也非常重要。有时候从表面上看交感神经和副交感神经之间已经取得了平衡，但它们俩的功率都不足，因此整体的功率就会不足。这时候，白天交感神经的活跃度无法上升，夜晚副交感神经的活动也很微弱，从而导致睡眠质量低下，精神不济。那些一天到晚都感觉身体没劲、懒洋洋的人，有可能是自主神经的总功率太低导致的也说不准呢。

自主神经是同生理时钟联合活动的，因此它有个特征就是很容易受到光的影响。同时，它也会随着年龄的增加而衰老。当自主神经因为受影响而功率下降时，最容易受到影响的是副交感神经。它极容易受到影响而弱化，然后平衡就会被打破。而交感神经呢，它会因为受到压力的刺激而强化，如果交感神经一味地受到刺激而不断变强，一直处于兴奋状态的话，就会让身体一直保持紧张，这样会对身体造成损害。

情况反过来也会对身体造成不良的影响。如果副交感神经一直处于兴奋的工作状态，白天的时候交感神经将无法正常地工作。人就会感觉没有活力、干劲消失，工作效率就会降低。在生理时钟的控制下，交感神经和副交感神经规律性地工作，这是身体能获得健康的基本。

自主神经虽然无法用肉眼观测到，但部分医院里引进了一种自主神经检测仪，它可对神经进行检查。这项技术已经被用在运动员身上，可以提高运动员的成绩。而在日常生活的应用上，有种叫"心率检测仪"的设备，可通过对心跳的变化监控测出自主神经的状态。这种设备目前市场上都有售卖。让自主神经变得可见、可监控管理的时代到来了。

- 两种自主神经都会和生理时钟一起联动工作。

- 交感神经是『让身体兴奋、紧张、清醒的神经』。主要在白天工作，会处于兴奋状态。

- 副交感神经是『让身体休息、放松的神经』。主要在傍晚和晚上工作，会处于兴奋状态。

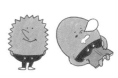

熬夜、暴饮暴食、运动不足……要是以为这些都是小事，不用在意这些细节，那么长此以往的话，会对毛细血管造成损伤。对年轻的身体来说非常重要的毛细血管就会变得越来越少……

毛细血管

遍布身体的『人体内最大的器官』

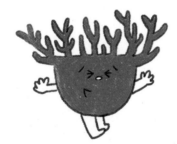

主要作用

将氧气、营养物质、免疫物质、激素等运送到细胞中，调控体温并将无用的二氧化碳和代谢废物回收。毛细血管遍布身体的每个角落，可以帮助身体进行自我修复。

一说到血管，大家脑子里浮现的可能都是又大又粗的动脉和静脉，但实际上，占身体血管总数约 99% 的却是"毛细血管"。

毛细血管大概有一根头发的 1/10 粗，遍布在身体的每一个角落，把它称作是"人体内最大的器官"也不为过。毛细血管在身体里的覆盖面如此之广，就证明它担当着非常重要的使命。自身虽然细微，但却是必不可少的存在呢。

组成我们身体的约 60 万亿个细胞的营养物质、氧气、二氧化碳、激素、免疫物质、代谢废物等的运送工作都是由毛细血管来完成的。而且事实上，在每一个细胞的 0.03 毫米的范围内都会有毛细血管的存在，毛细血管和细胞一来一回相互进行着物质传递。

毛细血管这么细，实际上是有原因的。和粗大的动脉、静脉不同，毛细血管之所以这么细是因为这样能对血液产生压力，让血液在毛细血管中缓慢流动。如此一来，就能照顾到身体的每一个细胞，顺利地与它们进行营养物质和代谢废物的交换。

这种物质交换行为，也不是随毛细血管自己的喜好随意进行的。

　　自主神经会按照生理时钟的节奏发出相应的指令，在适当的时候让毛细血管舒张，把血液输送到身体各处，或让毛细血管收缩，将血液集中到身体中心，给需要的脏器提供足够的血液。毛细血管会受到自主神经的制约，它们与全身的所有细胞连接，是一条非常重要的通道，能保障自主神经对身体的控制。

　　那么，如果毛细血管这条通路，因为自主神经故障无法发出正确的指令或者血液过于黏稠等原因被阻断了，会发生什么事情呢？细胞们赖以生存的氧气和营养成分肯定就没法正常送达；能帮助身体进行自我修复的各种激素也到不了该去的地方；抵抗外敌入侵的身体守卫者白细胞等免疫细胞也会堵在路上；对身体有害的代谢废物等垃圾也无法排出体外……这些问题都会发生，并且堆积在身体中。这种状态如果持续下去，细胞的机能就会降低，甚至可能出现更严重的情况，比如细胞比正常情况下更早死亡。毛细血管的衰变会导致白发、色斑、皱纹、疲劳、内脏病变、疾病感染等各种身体失调和衰老症状的出现。

　　在之前的篇幅中我已经介绍过了，自主神经和毛细血管都会随着年龄的增长而减少。人到了 45 岁以后，毛细血管会突然大幅减少，到了 60 岁后可能就只剩下六成左右的毛细血管了。劣化了的毛细血管中，有一些血管的血液供应不足，有一些血管部分退化消失了，它们如同身体里的幽灵一般，存在着但又没有实际功用。

不过呢，上述的所有情况都可以通过改变生活习惯来对毛细血管进行维护！要想保障毛细血管的元气，维持通往细胞的这条通道的干净、顺畅，首先要做的是调整生理时钟和自主神经，保障它俩的正常运转。这是保障毛细血管能满负荷工作的基础。

- 毛细血管担负着非常重要的责任，是『人体内最大的器官』。
- 毛细血管是受自主神经控制的，根据它发出的指令来工作。
- 毛细血管虽然会随着年龄增加而减少，但可以通过改变生活习惯对它进行强化！

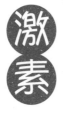

保持身心健康、年轻的『辅助物质』

让人重返年轻的激素

血清素

生长激素

催产素

褪黑素

我们都是你的后援团！但是呢，如果你的生活节奏混乱，长期压力过大的话，会让我们大家都陷入疲劳的状态，没法给你提供辅助……快看，衰老激素们都趁机暴动，在外面制造混乱了！

雌性激素（女性激素）

胰岛素

多巴胺

皮质醇

我们的身体中含有一百种以上的激素，它们日夜在身体中循环流动，为了身体的健康辛勤地工作。激素的种类很多，例如，睡觉的时候能对身体进行修复的抗衰老激素、让心情变得开朗乐观的幸福激素、将储存的糖分运送到需要它们的地方的激素、能将压力击退的激素，等等，每种激素都有自己的个性，功能都不同。

不过这些可敬的辛勤劳作的激素里面，有一些需要特别注意，在对抗衰老方面它们是帮倒忙的，我会逐一给大家指出。后面的篇幅会对各种激素的工作方式进行详细的介绍。

抗衰老激素

生长激素

主要功能

能促进肌肉、骨骼、皮肤等的发育，对细胞修复、代谢提高、免疫力加强等也都有促进作用。

在你进入甜蜜的梦乡时，对身体全面地进行修复是我们激素的工作。但你要是老加班到深夜，会对我们造成影响，让我们没法完成修复工作！

俗话说，小孩儿『多睡觉能长身体』，那对大人来说就是『多睡觉能美容变年轻』！

褪黑素

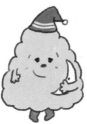

主要作用

能促进睡眠，提高免疫力，拥有很强的抗氧化作用，能预防衰老，同时还有让精神安定的作用。

抗衰老激素队伍中最具有代表性的是"生长激素"和"褪黑素"。

生长激素，顾名思义，是"促进身体生长的激素"，但它的作用可不仅限于促进身体生长。它主要在熟睡至深度睡眠这段时间、运动之后和空腹时分泌量较多。它会对受伤的细胞进行修复，帮助肌肉、皮肤、骨骼、内脏等身体组织进行新陈代谢，还能提高免疫力，强化大脑和视力，降低胆固醇。生长激素有这么多对身体有益的作用，所以它当之无愧地被称为抗衰老激素。

生长激素的分泌量是和年龄相关的，20岁左右分泌量会达到峰值，40岁左右分泌量是最高值的一半，到60岁时分泌量减少到只有最高值的1/4。大家看到这里不要沮丧，这种随着年龄变化的分泌量减少是可以通过适度的锻炼、适当空腹、减小压力等调节手段进行控制的。虽然上了年纪，但我们还是可以享受生长激素带来的恩惠。

另一种被称为"睡眠激素"的褪黑素，也是非常重要的抗衰老激素。

褪黑素的分泌和生理时钟的周期相关，它的主要作用是提高免疫力、去除自由基、降低胆固醇等，通过这些方式来保护我们的身体不受衰老的侵袭。

褪黑素还有一个特殊的功效，它能给人带来高质量的睡眠，在抗衰老方面能发挥强大的作用。而且睡眠质量上升会让很多其他的激素的功效增强，它们的抗衰老能力也会跟着增强，如此一来就能形成一个对抗衰老的优良环境。

褪黑素消除自由基的功能也能为抗衰老做出巨大的贡献。只要我们的身体需要氧气，就没法避免自由基的产生。在第一章中已经介绍过了，自由基具有很强的氧化作用，过量的自由基会引起衰老和其他疾病的发生。而褪黑素能消除自由基，不仅有抗衰老的功效，更是预防疾病不可或缺的存在。

但可惜的是，褪黑素和生长激素一样，随着年龄的增长分泌量会逐渐减少。褪黑素减少带来的影响就是，睡眠质量低下的情况开始增多，长期发展下去的话肯定就会导致衰老的加速。我们该做的就是尽可能地保持生理时钟的规律性，养成好的生活习惯，让褪黑素的分泌尽量不要减少。保持良好、优质的睡眠才是对抗衰老的最有效的武器。

在这里我要给大家介绍激素家族的另一个成员，它就是能对褪黑素的分泌量、分泌速度产生极大影响的"血清素"。血清素是怎样实现这个效果的呢，后续的章节我再做介绍。

- 生长激素除了能促进身体发育之外，对身体的自我修复功能来说也是不可欠缺的。

- 高质量的睡眠是预防衰老的基本！褪黑素就是其中的关键。

- 抗衰老激素虽然会随着年龄的增长而减少，但保持良好的生活习惯可以延缓这一过程！

主要作用

能调节大脑的活动，缓解身心压力，还能去除自由基,变成褪黑素的原材料。

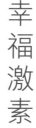

血清素

幸福激素

一口气把压力都吹跑的『快乐传递师』

没有动力？心情忧郁？所以睡不好，睡眠浅，身体总疲惫不堪。只愿意一个人闷在家里，然后心情变得更糟糕？没关系，只要让我血清素多多分泌，马上就能让你跟压力说再见！每天都心情愉悦！

催产素

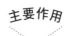

主要作用

能让自主神经更好地工作，还能在分娩时促进子宫的收缩和乳汁的分泌。可减少压力和不安情绪，让人更乐于参与社交活动。

在压力泛滥的现代社会，"幸福激素"简直就是救世主一般的存在了。

作为幸福激素代表的"血清素"，是由大脑内的血清素神经和肠道分泌出的一种激素。特别是大脑分泌的血清素，可以辅助大脑进行信息的传递，让大脑保持活力。而且它在治疗抑郁症方面具有很重要的作用。血清素在白天时会大量分泌，将各种各样的压力缓解，从而提高幸福感。这是血清素被称为幸福激素的一个原因。

血清素还有一个十分重要的作用，它的这个作用和前面登场过的"褪黑素"相关。

早上起床阳光照到身上以后，血清素的分泌就开始了！白天它承担着作为血清素的职责，努力完成自己的工作，到了晚上就会摇身一变，变成褪黑素，引导身体进入睡眠模式。

血清素和褪黑素虽然是功能完全不同的两种激素，但它们之间毋庸置疑是有着紧密联系的。

"要想获得充足的睡眠，血清素的分泌是必不可少的"，同时"想要分泌足够的血清素，又需要充足的褪黑素和充足的睡眠"。

幸福激素家族的另一个成员是"催产素"，它对分娩和哺乳有促进作用，是不可缺少的激素，因此它又被称为"爱的激素"。除了这个功能，它还有让心情保持愉悦、平静，让人乐观、积极向上的作用，所以它还被称为"促进社交激素""治愈激素""关怀激素"等。

催产素是人和其他生物接触或产生联系时，或者对别人产生兴趣时促使身体分泌的激素。例如，母亲抱起自己的宝宝，心情就会变得平静；跟宠物一起玩耍会让人感到被治愈；和聊得来的同事在居酒屋里边喝边聊，心态就会变积极；和恋人一起手牵手约会让人快乐；去看喜欢的艺术家的演出会让人精神焕发；帮助遇到麻烦的老婆婆心情会特别愉快……这些反应都是催产素的分泌所带来的"欢乐"效应。

催产素带来的这些快乐，满载着正能量，能一举将压力打得粉碎。

容易受到刺激影响的交感神经，在催产素的影响下也会变得平静，然后副交感神经将会占据主导地位，此时，身心都处于放松模式。同时，催产素还有促进毛细血管活性的作用，这个效果也可以期待一下。

- 幸福激素能对衰老的大敌『身心压力』起缓解作用。
- 如果没有血清素，那么『睡眠激素褪黑素』将无法足量分泌！
- 催产素是人与其他人或其他生物『接触』时分泌的。
- 催产素分泌后，会让人情绪平稳，变得乐观积极。

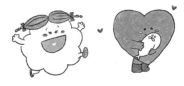

美肌激素

让人保持美丽的『美容组长』

雌性激素（女性激素）

雌性激素会随着年龄的增长而减少分泌。你看肌肤的弹性、光泽都减少了吧？还不快行动起来，通过饮食、运动、休息促进雌性激素的分泌吧！

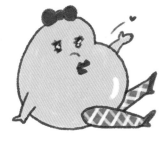

主要作用

能让骨胶原增加，让肌肤、头发保持光泽。还有让心情变开朗，让骨骼、血管变结实的作用。

女性激素有两种，一种是雌性激素，另一种是黄体酮。而有着"美肌激素"之称的就是雌性激素了。雌性激素除了关系到女性的妊娠功能外，还有让肌肤保持光泽湿润，让头发保持光泽顺滑的作用。同时还能使骨胶原增多，而骨胶原担负着支撑肌肤的职责，它的增多会让肌肤更富有弹性。对女性来说是当之无愧的美容激素。

可是呢，女性从 45 岁左右开始雌性激素的分泌量会急剧减少，分泌的规律也开始紊乱。这就是所谓的"更年期"。进入更年期以后，受到雌性激素减少的影响，骨骼的代谢开始变差，可能导致骨质疏松。同时失眠、动脉硬化等问题也更容易出现。对付更年期的方法，会在 76 页做出详细的说明。

- 雌性激素能让肌肤和头发保持美丽光泽！
- 四十五岁左右进入『更年期』，雌性激素的分泌突然急剧减少。
- 雌性激素的减少是导致骨代谢低下、失眠、动脉硬化等问题的原因之一。

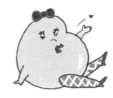

提升干劲的激素

最近是不是很没有干劲呢？那是因为，我的含量不足引起的……

多巴胺

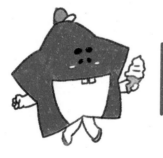

制造明朗心情、蓬勃朝气的『煽风点火者』

主要功能

让人提起干劲，萌生幸福感的脑内激素。它和脑内神经相关联，还有调整运动机能的作用。

快乐！开心！类似这种的体验都和多巴胺这个脑内激素有关联。它的作用非常强大，强大到能给人如同被迷魂一样的效果，所以它又被叫作"脑内麻醉药"。

我们都知道，快乐和开心是干劲的来源。脑内分泌出多巴胺，它发挥作用后能让人马上提起干劲，身心都会活跃起来。而身体的活动又会带给人愉悦的感官体验，从而促进多巴胺的分泌，心情就会更加愉悦，如此一来，可形成一个良性循环。努力多做一些让自己开心的事，久了以后身体就会养成"只要做点什么事自己就会感觉开心快乐"的条件反射，从而促进多巴胺分泌，就会更加快乐。相反的，什么活动都不参加，会让多巴胺渐渐地不再分泌，最后喜欢的事情也会变得不想做、想放弃，这个结论已经被哈佛大学所做的动物实验证明了。

- 多巴胺制造的「快乐」条件反射，是身体提升干劲的动力！
- 如果不参与社会活动，多巴胺的分泌就会停止，干劲就会减退……

衰老激素

『需要特别注意的激素』
不能任其增长之物！

胰岛素

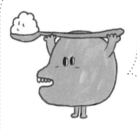

为了把你的血糖值降低我一直努力工作。但是呢，如果你吃饭狼吞虎咽，或者只吃零食、面包等的话，我再怎么拼命工作也是赶不上血糖值的上升速度的……

主要功能

我是唯一可以让血糖值降低的激素。我会把血液中的糖分运送到组织里，将多余的糖分存储到脂肪组织中。

皮质醇

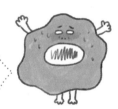

我负责的是让压力退散、身体脂肪燃烧的工作。但是如果你晚上总是暴饮暴食，脂肪增长得太快，我也无能为力！

主要功能

我除了有分解脂肪和糖分的功能外，还有抗过敏的作用。但我要是分泌过剩的话，会抑制抗衰老激素的分泌，衰老、脂肪增加的情况可能就会发生。

不同种类的激素，对身体各种机能的运转都是不可或缺的协调者，但是在有些场合，有的激素可能会变成衰老的诱因。其中最有代表性的就是"胰岛素"和"皮质醇"这两种激素了。

胰岛素是经由胰脏分泌的激素，它的工作就是将细胞的能量来源——糖运送到细胞内，将血糖值降低。但是胰岛素若是分泌过量会导致身体脂肪增加，所以它又被叫作"肥胖激素"。

我们平时若只摄取正常数量的糖分，血糖值将平稳上升，而胰岛素会出动将血液中的糖分运送到细胞中，这时它的任务就结束了。而血液中的糖分含量减少，血糖值也就下降了。同时，收到糖分的细胞和组织们，会将部分糖分转化成为能量以供身体运作，再将剩余的适量糖分储存起来。

但突然之间摄入大量的糖分，激升的血糖会让胰岛素大量分泌，导致胰岛素过剩，此时就会出现问题。因为大量胰岛素的出动，糖分被源源不断地运送到细胞和组织中，但细胞和组织并不能消耗这么多糖分，就会将剩余的糖分储存起来。在胰岛素的作用下，大量的糖分变身成了脂肪。这个过程简单地说就是过量的胰岛素＝身体脂肪的增加。这也是胰岛素被叫作"肥胖激素"的原因。

而且在胰岛素的作用下，脂肪细胞还会增大，脂肪细胞变大又会影响胰岛素的效果，造成高血糖。高血糖又会导致一些不好的激素的分泌增多，同时一些好的激素的分泌则会减少，例如那些可以修复血管壁、防止动脉硬化出现的激素分泌会减少。最终的结果就是引发高血糖、高血压和肥胖等问题，让衰老加速。

另一个"衰老激素"就是皮质醇，别名"压力激素"。它通常情况下是跟着生理时钟的节奏分泌的，一般在人睡眠时分泌，凌晨3点左右到天亮这段时间它的分泌量会增加。唤醒人的身体、抑制炎症和过敏的发生、让脂肪燃烧为身体制造能量等，都是它的工作。

皮质醇和胰岛素一样，分泌量适宜的时候会对身体产生好的影响，能调整身体的节奏，提升人体的免疫力等。但是睡眠不足或者压力过大时，皮质醇会过度分泌，会诱使血糖值上升、免疫力下降、血压上升等。更严重的是，还会造成让人变年轻的激素的浪费，DHEA（脱氢表雄酮）这种能提高女性激素和男性激素分泌量的激素就会被浪费掉。这种状态如果长期持续，会对身体造成损害，同时会促使衰老加速。

前面的描述大家知道了，胰岛素和皮质醇在特定的情况下会变成"衰老激素"，但它们绝对不是坏蛋。让它们作为保障身体健康的一分子，为调整身体的运转节奏而努力工作，还是放任它们变身成衰老激素呢？这完全由你自身的生活习惯来决定。

- 胰岛素是唯一能降低血糖值的激素。
- 高血糖会导致胰岛素的分泌增多，从而使身体脂肪的含量增加！
- 皮质醇在天亮时分泌，将身体从睡眠的状态中唤醒。
- 压力大或者睡眠不足会导致皮质醇分泌过剩，从而诱使身体衰老！

根来博士小课堂②

....

身体各种机能紊乱疾病多发的
更年期……好想轻松地安全度过!

尽早地发现更年期到来的预兆，意识到更年期已经来临，是非常非常重要的!

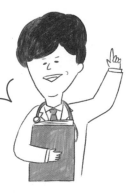

说到与女性身心健康有关的话题，不得不提的就是"女性激素"了。

随着女性激素的分泌，女性的胸部开始发育，接着会迎来月经初潮，进入"青春期"。女性激素分泌量充足的时期，月经的周期较确定，身心状态也比较稳定，这时的身体最适合妊娠、生育，被称为"成熟期"。接着就是女性激素分泌量急剧减少、女性迎来闭经的"更年期"。最后是女性激素的分泌基本完全停止的"老年期"。从青春期一直到老年期的所有阶段，身心的变化都离不开女性激素的分泌变化。

这其中，身心变化最剧烈的更年期，女性激素的分泌变得非常不稳定，其分泌量的急剧减少导致了很多身体机能紊乱的问题。特别是其中的一种雌性激素，它担负着血管、骨骼、皮肤的守护工作，以及调节脂类物质的代谢、自主神经等相关工作，是非常重要的一种女性激素。而且它还有刺激其他脑内神经递质分泌的作用，如促使"提升干劲的激素"多巴胺和"幸福激素"血清素等分泌。所以，如果雌性激素的分泌减少，那么将导致身体各处的机能无法维持，功能开始降低。

同时，到了40岁之后，自主神经的运转也会开始出现混乱，副交感神经的机能逐渐下降，交感神经会经常处于主导地位。人会慢慢出现睡不着、焦躁不安、易疲劳等症状，身体没有劲，只想什么都不干干躺着。而身体功能紊乱还容易变成让人心情低落的导火索，然后糟糕的心情又会让内分泌失调得更严重，从而陷入一个恶性循环，越来越糟，这种情况也不少见。

要是发生了这种程度的变化，那出现更多的身体功能紊乱就是必然的了。正确的做法是，让自己接受目前的状况，持稍微乐观的心态看待更年期，看能采取哪些方法进行应对处理。"女性激素"和"自主神经"都不是单独运作的，它们都会受其他因素的影响。自主神经功能虽然容易受影响变得机能低下，但是经常出门散步、保证充足的睡眠等行为可以促进生长激素和血清素等的分泌，它们的分泌增多可对自主神经提供帮助。而血管功能减弱的问题也可以通过一些日常的行为进行控制，例如，我们可以多吃一些抗氧化的食物，多吃鱼类、贝类等，稍微控制一下糖分的摄入，预防高血糖的发生，等等。当心情低落忧郁时，可以试着打理一下家里的植物，带着宠物出去散步，或者给朋友们打打电话聊聊天等。这样会刺激"幸福激素"催产素的分泌，让心情变得平静。

更年期到来时，虽然女性激素和自主神经等的机能会降低，但是其他的身体机能如果都能保持良好的运转，就能弥补它们俩功能下降导致的缺失。我们的身体是一个整体，不擅长的部分、不足的部分，都会由其他部分进行补充，它们互帮互助，推动身体的运转，是一个非常棒的团队！

更年期常见的"三大症状"

潮热
突然出现汗多燥热的症状，是女性激素减少的信号！

睡眠障碍
自主神经、睡眠激素的工作效率急速下降中！

忧郁的心情
大脑的机能降低、血液流动降低进行中！

平稳度过更年期的三大秘诀

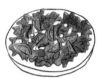

1. 食物的选择要注意多种颜色搭配，
让身体的抗氧化能力提高再提高！

为了补偿因女性激素减少引起的身体抗氧化能力降低的状况，
让我们多多摄入这些含有抗氧化成分的食物吧！

2. 主食和甜食的摄入量要适当，预防
身体"糖化"

长期高血糖会让身体组织的机能降低，发生"糖化"
现象。更年期时身体被氧化的风险更高，因此更需
要努力预防糖化的出现！

3. 多吃一些鲭鱼，让血液哗啦啦流动起来！

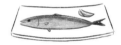

鲭鱼中含有 Omega-3（n-3 系不饱和脂肪酸）。
大量食用鲭鱼，让血液一直哗啦啦顺畅地流淌吧！

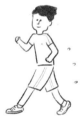

男性也有更年期……！ 要注意不能饮酒过量，小心"代谢症候群"的出现

雄性激素减少会导致"男性更年期"的出现，这种情况也很常见，但男性和女性一样，在轻度症状出现时，可以通过日常饮食和生活习惯的改变来抑制进一步的恶化。其中最该注意的是不能饮酒过度。目前已经确认啤酒中的啤酒花含有和女性激素一样的功效，喝太多的啤酒不仅会让嘌呤碱的含量上升，还可能会影响到性激素的分泌平衡。"代谢症候群"也是雄性激素正在减少的一个信号，出现这种症状时应该立即改正自己的生活习惯！

4. 一周 3 次以上的运动，朝着快速入睡的目标出发

多运动能加快血液的流动，让毛细血管保持健康，还能调整自主神经和生理时钟，提升睡眠的质量！

03 每天一点，重返年轻！

平常生活中隐藏着很多让我们重返年轻的机会。现在让我们抓住它们吧！

自从开始午睡以后，脑袋和身体都感觉轻盈舒畅了！

如同沐浴在朝阳之下一样，身体一下干净畅快了！

试着向别人露出笑脸以后，慢慢地竟然打起精神来了！

做了脸部锻炼后，脸上的皮肤果然变紧致啦！

告别了色拉油以后，肌肤感觉太棒了！

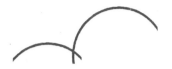

重返年轻的睡眠

"优质的睡眠"是最强的重返年轻药！

你知道睡眠被称为我们身体的"再生工厂"吗？身体在睡眠的时候会让毛细血管舒张，将血液输送到全身各处，给它们带去营养物质。生理时钟这时还会发出指令，让身体开始分泌生长激素、褪黑素和皮质醇等各种激素，接着激素们也会开始工作，对受伤的细胞和组织等进行修复。这个自我修复的模式每天晚上都会在我们的身体里重现，从而让身体机能一直保持健康的状态。

看到上面的描述，你是不是觉得身体修复是个非常简单、毫不费力的事？实际上并非如此。构成我们身体的细胞总共有约60万亿个，它们都要通过和毛细血管一来一回的物质交换，一点一滴地对自身进行修复。你想象一下这个场景，就会发现并没有那么简单。那绝不是轻轻松松在短时间内就能完成的工作……

所以我说"优质的睡眠"是非常重要的。什么是优质的睡眠呢？有的人说："我可以保证每天8个小时都躺在被窝里。"但是虽然整整躺了8个小时，却总是睡不着，半夜还会多次醒来，这种可算不上什么优质的睡眠。还有的人说："我这个人一天睡4个小时就足够了！"说出这样豪言壮语的人，肯定觉得自己的睡眠质量非常高。可实际上呢，一到休息日他却长时间赖在床上不愿起来，怎么睡都不够，这难道不是反证了他平时的睡眠不足吗？

"优质的睡眠"不但要保量还要保质呢。能让身体节奏得到完全调整、让自我修复工作彻底完成的充实的睡眠，才称得上优质二字。人类的身体并没有一个开关，说开就能让身体运动起来，说关就让身体立刻进入睡眠状态，我们的身体需要细心的呵护。所以我们要好好珍惜自己的身体，温柔地对待它。

下面我给大家介绍一些非常有效的提高睡眠质量的秘诀。让我们一起努力，让身体一直保持舒适、年轻的状态吧。如果平时总不能安稳地入睡，就要非常注意，因为这可能是衰老在加速的信号。优质的睡眠能帮助身体再生，让我们甜甜美美地入睡，把今天的"衰老"赶走，恢复昨日的年轻美丽吧。

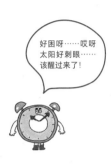

每天早上同一时间起床并面朝太阳能让生理时钟重置！

"阳光照射到大地上之后再开始活动"，这是人类在进化的过程中，为了生存下去获得的一个"习惯"。

这个习惯最重要的点是：早上的太阳光能让生理时钟重置，从而调整身体机能的节奏。重置了的生理时钟会发出正确的指令，让睡眠激素开始准备分泌。有的人有赖床的习惯，早上长时间赖在床上不肯起来，然后晚上又睡不着。原因就是生理时钟没得到正确的重置，所以没发出正确的指令，影响了睡眠激素的分泌，导致睡眠功能紊乱。

睡眠的循环周期是这样的：早上，太阳光照射到人身上 ⇒ 生理时钟重置 ⇒ 作为睡眠激素的原材料的血清素开始分泌 ⇒ 约 15 个小时后睡眠激素褪黑素开始发挥作用 ⇒ 身体开始发困，想睡觉。从这个循环周期可以看出，睡眠的准备是从大清早开始的！

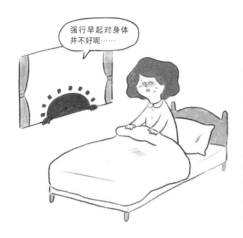

早起对身体好还是不好

早起对身体好是个肯定的事实，但是那些以减少睡眠时间为代价的早起，会让身体的自我修复没法完全进行。那些帮助身体修复的激素们好不容易趁着人睡觉的时候分泌了，可是如果早上起得太早，睡眠时间不足，就会导致修复时间不够。在这种情况下，早上起床后，疲劳不会消除，皮肤的状态也会非常差……所以，比起强行的早起，还是保证充足的睡眠，每天早上让自己在同一个时间醒来更科学。

过着"日夜颠倒的生活"的人如何让自己的生理时钟重置呢？

制造一个昼夜变化的环境是最关键的一点。当在夜晚醒来的时候，为了让身体以为现在是早上，该起来工作了，需要将日光灯打开，让身体接受强烈的灯光照射，它就会清醒并满负荷地工作起来。白天睡觉的时候，要使用遮光窗帘等让房间进入完全的黑暗，尽量模仿夜晚的环境。日常作息昼夜颠倒的人，醒着的时间也需要规律进食，保证一天三顿也是非常重要的。

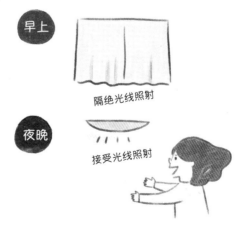

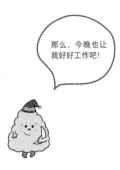

7 小时的睡眠能让身体的再生工厂全力运转！

美国有一项以 100 万人为研究对象的与睡眠时间和寿命相关的调查研究。研究结果表明，睡眠时间为 3 个半小时 ~ 4 个半小时以及睡眠时间为 8 个半小时的人，和睡眠时间为 7 小时的人相比，死亡率高出 15%。就是说，理想的睡眠时间是 7 小时。这项研究证明了睡眠时间比 7 小时长或短都会对身体产生不好的影响。

睡眠时间较少的情况，抗衰老激素的工作都没时间全部完成。这种状态如果持续 3 天以上，会让血压、血糖值上升，会对毛细血管、细胞等造成伤害。更严重的情况，可能会让身体没法享受到皮质醇的恩惠，身体脂肪不能燃烧，变成容易胖的体质。而另一种睡眠时间太长的情况，会造成生理时钟的混乱，容易引起各种身体机能紊乱。特别是大脑机能，长时间的睡眠会引起它的衰老，请大家一定要注意！

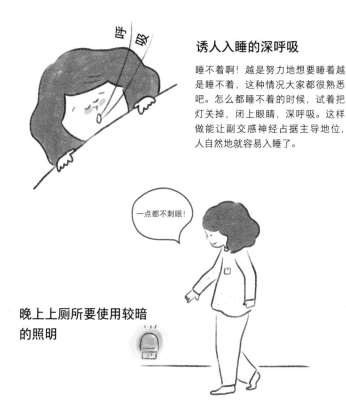

呼
吸

诱人入睡的深呼吸

睡不着啊！越是努力地想要睡着越是睡不着，这种情况大家都很熟悉吧。怎么都睡不着的时候，试着把灯关掉，闭上眼睛，深呼吸。这样做能让副交感神经占据主导地位，人自然地就容易入睡了。

一点都不刺眼！

晚上上厕所要使用较暗的照明

半夜醒过来的时候，一般人的反应都是起身先把灯打开，这个操作不可取！开灯会让睡眠激素的活性水平下降，让身体变成觉醒模式。半夜起来上厕所也是同样的道理，尽量不要开灯。因为年龄增长，抗利尿激素的分泌减少，半夜起来上厕所的次数也会增加。但尽量不要让上厕所影响睡眠。使用那些只照亮地面的灯，例如脚灯，或者活用间接照明，避免使用明亮的灯光。这样虽然眼睛睁开了，但因为没有被灯光照到，并不会完全清醒。接着安静地上完厕所，回到床上，再闭上眼睛就可以自然地再度进入睡眠状态。

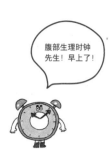

腹部生理时钟
先生！早上了！

起床后一个小时内吃早饭能让
"腹部生理时钟"重置

最近的研究发现，我们的身体里存在着一个"腹部生理时钟"，它和我们身体内的节律有很大的关系。就像84页中介绍的一样，早上太阳光晒到身上能让身体内的父系生理时钟重置，然后新的时钟周期会发出指令，但是这个指令并不能传递到全身所有的子系生理时钟处。

这个时候就需要腹部生理时钟登场了。腹部生理时钟就像是全身所有的子系生理时钟的头领。起床后，在一个小时内吃早饭可以让腹部生理时钟重置，从而将父系生理时钟的周期节奏传达给所有的子系生理时钟。

如果不吃早饭，或者起床数小时后才开始吃早饭，子系生理时钟的周期就会发生错位，身体的节奏就会混乱。以"睡眠激素"褪黑素为首的很多激素的分泌也会出现紊乱，睡眠相关的机能和身体状态就会崩溃。

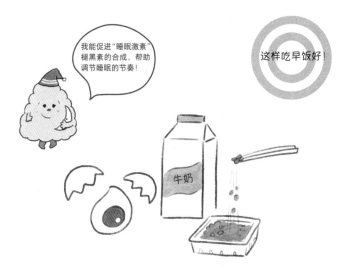

我能促进"睡眠激素"褪黑素的合成，帮助调节睡眠的节奏！

这样吃早饭好！

早上摄入足量的蛋白质能帮助身体充分地分泌褪黑素！

早上要多多摄入乳制品、鸡蛋、纳豆等食物，它们含有丰富的蛋白质、色氨酸等。

这样吃早饭不行！

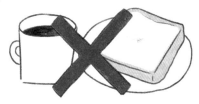

···················
黑咖啡和切片面包
···················
只吃面包、蛋糕
···················
只吃饭团

没时间的时候，早餐吃香蕉和牛奶或豆奶，或者酸奶和其他水果等都是 OK 的。

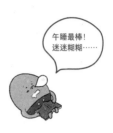

30 分钟以内的午休能令你迅速振作起来！

吃完午饭后，心情一放松下来，饭后的睡意马上就会袭来。具体的午睡时间和中午吃的食物有关，也存在个人差异。如果以早上 7 点起床来计算的话，差不多在下午两点左右睡意就会袭来。因为午睡也是刻在生理时钟基因里的，到时间了它就会释放出该休息的信号。

因此，我建议大家都能稍微午睡一下。15 ～ 30 分钟的小睡，能让忙碌的大脑得到放松休息，也能提高后续的工作效率。谷歌和苹果等国外大型企业现在都在倡导员工们进行短暂的午睡，我也建议日本的大型企业引入这一文化。

午睡的原则是下午 3 点前，30 分钟以内。超过这个时间范围，会让生理时钟产生混乱，影响晚上的正常睡眠。午睡的特点是似睡非睡，与晚上的深度睡眠不同。小睡能让大脑得到短暂的休息，头脑和身体在小睡后都能迅速恢复精神！午后的工作效率会得到飞跃性的提高。

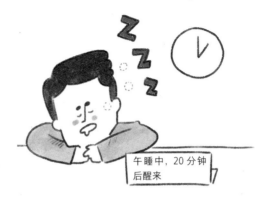

午睡中，20 分钟后醒来

不影响生理周期节奏的小睡要义

①下午 3 点前，30 分钟以内
②每天在同一时间小睡
③小睡前进行"深呼吸"仪式，打开睡意的阀门
④不要躺下，采用坐在座位上的姿势，只让大脑休息即可
⑤醒来后伸伸懒腰，活动活动身体

躺下呼呼大睡的行为不可取！

午睡虽然也是睡觉，但长时间的午睡会让生理时钟发生混乱，让褪黑素的分泌停止，晚上就会变得难以入睡。

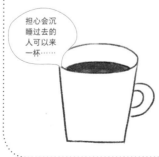

担心会沉睡过去的人可以来一杯……

在午睡前请喝一些咖啡、绿茶或红茶等含有咖啡因的饮料，它们有唤醒身体的作用。约 30 分钟后，它们就会发挥作用，让身心都爽利地清醒过来。

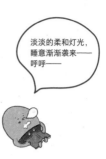

淡淡的柔和灯光，
睡意渐渐袭来——
呼呼——

再小的强光也会干扰睡眠！

　　我们已经知道了早上的太阳光能让生理时钟重置，也就是说光就像一个能让生理时钟切换的开关一样。晚上10点之后人会开始感觉到困意，这时候如果还拿起智能手机来玩，手机上的画面映到脸上会发生什么事呢？智能手机的强光突然照射到眼睛的瞬间，会让睡眠激素的分泌减少，同时本来要开始让身体进入休息状态的生理时钟会受到刺激，受到刺激后它会转变成觉醒模式，睡意会消失。

　　在我们的周围存在着很多强光的来源。明亮的白色日光灯、智能手机或电脑发出的蓝光等，都是强光的一种。即使是很小的画面发出的蓝光，也有足够的能量对生理时钟产生影响，让它出现混乱。电脑和智能手机的屏幕虽小，但它们能发射出电磁波，这会对褪黑素造成破坏，妨碍我们的睡眠……所以，在准备睡眠的时间段，需要把电子设备关闭，才能获得酣畅的睡眠！

行动起来，对身边的光源进行控制吧！

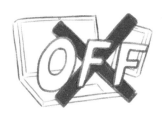

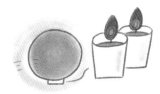

蓝光 OFF

个人电脑和智能手机放射出的蓝光须完全隔绝！不同类型的电子设备功能可能不一样，有的电子设备有自动关闭电源的功能，有的可以设置闹钟，在晚上 10 点的时候给予提醒，让我们把它的电源关闭。

房间的照明采用暖色系

要避免使用日光灯的强光。房间的灯光要采用橙色等暖色系，当然能使用间接照明是最好的啦。推荐大家使用只照亮周边一小圈的台灯或者有精神放松作用的蜡烛。

 如果关闭手机，那不就没法使用闹钟应用了吗？

 使用手机的"飞行模式"能阻止电磁波的发射！

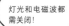
灯光和电磁波都需关闭！

我开发的一款叫"Sleepdays"的睡眠应用，能根据床的震动等数据来检测人的睡眠状态，在人最容易清醒的时候响起闹钟，将人唤醒，比普通的闹钟功能更人性化、效果更好！睡前设置好相关功能，能让手机处于屏幕不会被点亮的状态，而且手机会自动变成不会发射电磁波的"飞行模式"，让人安心入眠。

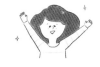

泡一个温暖的澡能让人顺畅地入睡

我们的体温也存在着一定的规律。到达睡眠时间段时，体温会开始下降，然后睡意就会降临。但是现在很多人因为压力过大，生活节奏被打乱了，即使到了晚上他们的交感神经也一直处于兴奋状态，让他们的入睡变得困难起来。

而泡澡，就是这些人的救世主！慢慢地把自己泡进微烫的洗澡水里，体温会逐渐上升，兴奋的交感神经会渐渐安静，毛细血管中的血流速度则会加快。而泡完澡以后，热量开始从体表的毛细血管中散发出去，体温开始迅速地下降，随之而来的就是睡意。最理想的入浴时间是睡前的两小时。睡前试着在 38 ~ 41℃微烫的洗澡水中，浸泡 20 ~ 30 分钟吧。对了，泡澡时为了防止身体进入觉醒模式，须注意浴室的灯光，要使用柔和的暖色系。

**想获得优质的睡眠，
体温管理也很重要！**

睡前让体温稍微上升，当体温开始下降时睡
意就会来袭了。所以睡前泡个澡让身体内外
都感到温暖，泡完澡后身体会降温，这种体
温变化，能让入眠的准备工作更容易完成。

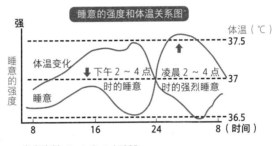

睡意的强度和体温关系图

强

体温（℃）

睡意的强度

体温变化

↓下午 2 ~ 4 点
时的睡意

凌晨 2 ~ 4 点
时的强烈睡意

37.5

37

睡意

36.5

8   16   24   8（时间）

参考资料：Lavie P,et al.1985

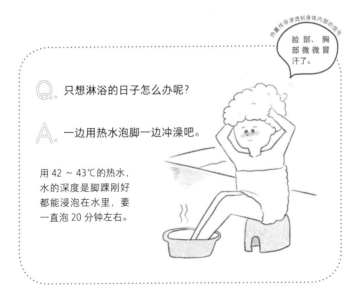

热量传导渗透到身体内部的信号

脸部、胸
部微微冒
汗了。

Q. 只想淋浴的日子怎么办呢？

A. 一边用热水泡脚一边冲澡吧。

用 42 ~ 43℃的热水，
水的深度是脚踝刚好
都能浸泡在水里，要
一直泡 20 分钟左右。

再见烦恼！

帮助迅速入眠的入浴术

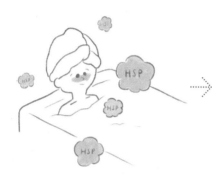

压力太大，睡眠总是很浅，疲劳一直无法消除……

每周泡一次热水澡，击退所有压力！

在约 42℃ 的热水里浸泡 10 分钟，就能让身体分泌具有抵抗压力和提高免疫力作用的 HSP（热休克蛋白）。HSP 具有修复细胞、抑制自由基的作用，同时还能帮助身体从疲劳中恢复，获得美丽的肌肤。但是，热水同时也会刺激到交感神经，所以我推荐大家一周泡一次澡，而且要在睡觉之前两小时泡。

早上起床后迷迷糊糊……

早上冲一个热水澡，让交感神经开关打开！

早上起床后晕晕乎乎，身体都不听自己指挥的人，需要一个将身体切换成觉醒模式的仪式。如果早饭吃完以后还是感觉迷迷糊糊的话，那就去冲一个稍微有点烫的热水澡吧。热水的刺激能让交感神经的开关打开，身体唰一下就能清醒过来。

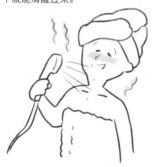

给喜欢早上泡澡的人的建议

应避免在早上 7 点之前泡澡，而且应该在吃过早饭后冲澡。

早上 5 ~ 7 点是副交感神经向交感神经切换的时间，此时自主神经很敏感，很容易像暴风一样发生混乱。这个时间段毛细血管也容易受到损伤，要小心处理入浴时突然的温度变化。

泡 澡 好 物 篇

> 有时手脚冰凉得睡不着……
> **泡澡时使用碳酸发泡入浴剂能促进毛细血管的血液流动！**

这种入浴剂泡进水里后，会产生碳酸气体并溶于水中，这些成分会一直渗透到毛细血管中。此时在人的体内也会适量分泌一些一氧化氮，它有让血管壁扩张的作用，能让全身的毛细血管活动起来，增加血液的流动速度。特别是那些能生成超多细微泡沫的洗浴用品，如果和强力的碳酸入浴剂一起使用的话，效果会倍增！这些泡泡破裂的时候产生的超声波，还会给皮肤带来按摩一样的效果，能和泡温水澡的作用叠加。

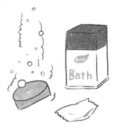

> 皮肤太干燥了，痒得让人睡不着……
> **泡个日本酒浴能滋润皮肤，还有美白功效！**

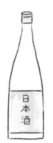

日本酒中含有的曲酸成分具有抑制黑色素的作用，美白效果值得期待。日本酒还有促进血液流动、保湿的作用，因此泡个日本酒浴能让皮肤保持湿润光滑。在空气寒冷而干燥的天气里，请一定要泡一下试试。泡一次，往温暖的澡盆里倒 300 ～ 500mL 的日本酒就 OK 啦。

> 心情忧郁低落，没法入睡……
> **泡个芳香浴让身体放松**

芳香油的香气成分有很强大的让人放松的效果，我们来试着用一下这个功能吧。可以根据它们各自的效果来选择使用哪种芳香油，不过每个人对香味的感知不一样，选自己喜欢的香味就行，用让自己感到心情愉快的芳香油效果会更好。大家可以多尝试着去寻找适合自己的芳香油。

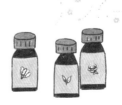

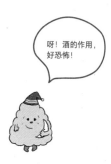

再见了，睡前一杯酒！

因为经常睡不着所以有临睡前喝酒的习惯的人竟然还挺多的呢。可是，靠酒精带来的睡眠，绝对不能说是优质的睡眠。虽然喝酒以后身体会感到暖和，能引诱睡意的到来是事实，但这终归只是一时的效果而已。

酒精带来的睡眠一般较浅，因为无法进入深度睡眠，所以在半夜醒过来的情况经常会发生。而且因为要对酒精进行分解，肝脏需要一直不断地工作，虽然表面上是休息了，实际上身体并没有得到休息。第二天早上起来很可能还会觉得身体沉重，疲惫不堪。

首先，大家要把临睡前喝酒的习惯戒掉。然后睡前喝适量的水，给身体补充睡眠中所必需的水分。推荐大家喝碱性的软水，这种水对身体造成的负担少，还能将疲劳物质中和掉。

最晚也要在睡觉前 3 ~ 4 小时停止喝酒！

葡萄酒中含有的多酚类物质具有抗衰老的作用！

不会影响睡眠质量的饮酒方式

啤酒只能喝一罐

葡萄酒只能喝
1 ~ 2 高脚杯

 推荐睡前喝什么饮品呢？

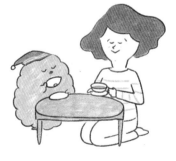

软水、牛奶或者香草茶都行。

含有酒精或者咖啡因的饮料，有促觉醒作用和利尿作用，喝了会妨碍睡眠的进行。建议大家睡前只喝不会对身体造成负担的软水、牛奶、香草茶。能促进血液哗啦啦流动的路易波士茶也不错，推荐大家饮用。

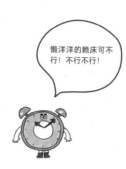

休息日也早睡和按时起床，
不让生理时钟发生混乱

"平时睡眠不足，所以休息日的时候就该一直赖在床上不起"，这种想法实际上是大错特错的！赖床，并不是一种很好的睡眠补偿方法。而且如果因为赖床，一觉睡了10个小时以上，到了大中午才起床，会让生理时钟的节奏崩溃，自主神经和激素的分泌发生混乱，还会招致各种身体失调。我们必须每天都保持规律的充足的睡眠，才能保障身心的健康。

对那些平时无法保障睡眠时间的人来说，休息日不应该长时间赖床不起，正确的做法是："提早睡，按时起"。如果平时深夜1点才睡，早上7点起床的话，休息日时则改成晚上9点就睡觉，第二天还是和平时一样早上7点就起来。这样一来，生理时钟能一直保持在同一时间重置，身体的各项机能节奏也不会被打乱，又能偿还平时的睡眠欠债！

偿还睡眠欠债的原则

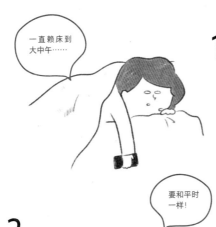

1. 不能赖床！

老是赖在床上躺着，起床时间被推迟后会让生理时钟的节奏发生混乱，成为身体失调和衰老发生的原因。

2. 起床时间不变

为了让生理时钟的节奏不发生混乱，要保证每天都在同一时间起床！

理想的回笼觉是什么样的？

一觉睡醒后并不起床，接着马上又进入 90 分钟以上的睡眠，这种回笼觉是 OK 的。

已经起床，还晒了太阳、吃了早饭、看过电视等，完全进入觉醒模式后又再度入睡。

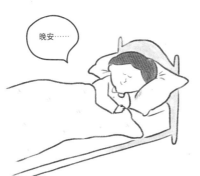

3. 比平时早睡

要想提高睡觉的总时长，应该比平时早睡，而不是早上拼命赖床，这个是铁律！让我们休息日时比平时提早 3 个小时入睡吧。

噢！今天肚子空空耶！太好了！

"空腹"上床，跟消化疲劳说再见

有一些人睡觉时如果小腹空空就睡不着，所以总在睡觉之前吃一些零食啊，或者就着下酒菜喝点小酒啊之类的才能够入睡。这种行为会对身体造成很重的负担。

人在睡觉的时候，身体会将激素和之前已经消化吸收了的营养成分当作奖励输送给细胞、组织等进行修复工作。可这时候如果胃里还有食物，那么消化行为将会获得最高优先级。那些本来应该在身体各处循环输送营养物质的血液会因为消化功能不得不都集中到胃这里。而血液都集中到胃部后会让交感神经强行处于活跃状态，因此毛细血管就会进行收缩，这样即使处于睡眠状态，身体也依然会处于觉醒模式，一直运转得不到休息……身体的自我修复工作必然被滞后，衰老就会加速发生。

为了避免这种情况的发生，最基本的做法就是在睡前3小时就停止所有的进食行为。

有没有晚归时推荐食用的菜谱呢?

此时应选择消化时间短的饭菜,让食物尽可能不在胃里残留,睡觉前能大致消化完就行。油腻的肉类和油炸食品、纤维含量较高的蔬菜、蘑菇、糙米、杂粮等消化负担重的食物应尽量避免食用。

适合食用的食物!

消化的食物
萝卜
秋葵等黏黏糊糊
的蔬菜

消化快的食物
大米(1/2 碗)
乌冬面(1/2 碗)

避免食用的食物!

消化慢的食物
牛蒡
蘑菇

消化负担重的食物
肥肉
油

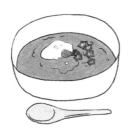

温泉蛋秋葵茶泡饭

材料(1 人份)
米饭⋯⋯1/2 碗
秋葵⋯⋯2 根
温泉蛋⋯⋯1 个
高汤汁⋯⋯适量
酱油⋯⋯少许

1. 碗里先放入米饭,然后放入切片的秋葵,接着倒入滚烫的高汤汁。
2. 温泉蛋敲开倒入碗中,再倒入酱油。再按照个人喜好加入切碎的葱花就完成了!

蠕动着、流淌着，这种感觉棒极了！

睡前的简单姿势，帮助身体进行修复

白天长时间坐办公室工作或者需站立工作的人，毛细血管的血液流动速度会降低，很容易出现肌肉酸疼、关节僵硬、下半身浮肿等毛病。而睡眠时全身的所有细胞都可进行修复，是缓解这些症状的重要时机。所以我们应该尽量保障血液在全身的所有毛细血管中顺畅流淌，让疲劳的肌肉和关节得到温柔的护理和放松。

接下来我要给大家介绍几个简单的瑜伽姿势，它们能让身体放松，并引导身体顺利入眠。首先缓慢地使用腹式呼吸（详见 173 页），持续一段时间后，身体自然就会感到更强的困意，最后让人愉快地入睡。同时身体只要保持舒服的姿势，放松地躺在床上就行。注意一定不要做激烈的让呼吸急促的运动，这样会刺激到交感神经，会适得其反。运动时还需要把灯关掉，或者使用间接照明也可以，营造一个适合睡眠的环境。

睡前让身体放松的姿势大全

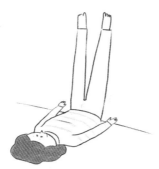

脚倒立的姿势

仰面躺下，把脚立起来靠在墙壁上，膝盖要伸直，盆骨紧贴在墙壁上，两腿尽量伸直，两腿打开或不打开都 OK。然后卸掉所有力气，全身放松就行。

放松的姿势

仰面躺着，手脚打开，脊背伸直，然后一边缓慢地呼吸，一边使手、脚、腰、腹、后背、肩膀、头、下巴、眼周、眉间等全身各处放松下来。

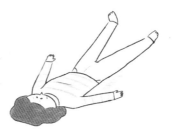

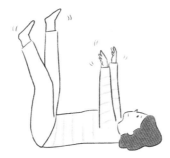

G 姿势（蟑螂的姿势）

仰面躺着，然后举起手脚，不要用力，让手脚保持向上、轻轻摇晃的姿势。同时一直使用腹式呼吸法，缓慢地呼吸就行。

根来博士小课堂③

睡眠不足是秃顶的源头！
营养不足是白发的源头！

不管白发还是秃顶，都能靠自身的努力来预防它们的发生！

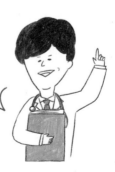

　　为何会生出白发？目前对于白发的生成原理我们还有很多没弄明白的地方，但近年连续获得了不少划时代的研究成果，逐渐从医学的角度对白发的生成做了说明。在遗传因子的研究方面，2016 年英国的一个研究团队发表了一份报告，在世界范围内首次确认了与白发相关的"IRF4遗传因子"。但这还只是研究的开始，我们期待将来能有更多相关的研究结果。

　　现在我们还是从已经明了的事实中寻找应对白发生成的对策吧。在头发的根部存在着一种"毛母细胞"，而毛母细胞中含有"黑色素细胞"，它能生成黑色素并将黑色素传送到头发细胞中，从而让我们的头发保持黑亮。因此，如果黑色素细胞的活性下降，制造出的黑色素的量就会减少，头发的颜色就会变浅。最终，当黑色素细胞完全消失时，头发也就因为没有黑色素而完全变成白发了。这就是头发变黑、变白的原理。

　　同时，制造黑色素时还需要铜离子、酪氨酸等氨基酸，以及合成酪氨酸所需的苯丙氨酸等氨基酸。这些物质都足量地提供给头发细胞，头发才有可能一直保持黑亮。

　　还有一个需要考虑的因素，就是自由基，只要我们还在呼吸就没法避免自由基的产生。自由基过度生成时会让细胞"生锈"，是让细胞衰老的坏人，对头发细胞也一样，过量的自由基会导致它们衰老。

　　2009 年美国的学会联合在美国的 FASEB 期刊上发表了一篇论文，指出一种叫作"过氧化氢"的自由基的积蓄是造成白发生成的原因之一。

过氧化氢对头发的作用，可以想象成是让头发脱色的漂白剂。这种物质其实在生成头发的毛囊中经常会产生。年轻的时候，因为体内的酵素充足，在酵素的作用下过氧化氢会被分解掉，从而让头发一直保持黑色。但年龄增长后，体内的酵素开始减少，无法完全分解过氧化氢，于是过氧化氢开始在身体内积蓄，白发就开始生成。说到这里，有一些读者应该发现了事情的关键。那就是，抗氧化成分能对抗自由基！因此，注意平时的饮食可以预防白发的产生。

另一个头发问题：秃顶，之前被认为是只有男性才需要烦恼的问题，但近年来女性秃顶的发生也在逐渐增长。秃顶的原因有很多，比如男性激素分泌量的减少，皮脂、头皮屑过多等头发环境的混乱，睡眠不足或运动不足等。睡眠和运动的不足，会影响生长激素的分泌，让头皮的毛细血管减少，导致头皮处的血液流动恶化。特别是睡眠不足和睡眠质量下降会严重影响生长激素的分泌，导致头发的生长停滞。睡眠不足还会导致压力增大，从而造成自主神经功能紊乱、头发处的毛细血管劣化。最终，营养物质、促进头发生长的激素、氧气等制造头发所需的材料和新陈代谢的废物等的搬运开始滞后，妨碍头发的生长。

和身体的护理一样，美发也不是一朝一夕就能完成的，需要我们掌握正确的知识，并每天执行，让头发得到身体的充分养护。

预防秃顶、白发的 3 个秘诀

1

睡眠充足、多运动促进生长激素的分泌！

头发的生长和黑色素的分泌中都不可或缺的是生长激素。而生长激素在睡眠良好、适度空腹、进行强度稍大的运动锻炼的情况下分泌是最旺盛的。

2

多吃抗氧化和含铁元素的食物将过氧化氢击退！

过氧化氢是造成白发的原因，而抗氧化成分可以抑制、分解过氧化氢，酶素也可以将过氧化氢分解，而酶素的增长离不开铁元素，因此我们需要多补给抗氧化成分和铁元素。黄绿色蔬菜、大豆食品和肝脏等食物都含有丰富的这两种物质。

3

多吃鱼类、贝类和大豆食品

铜离子、酪氨酸、制造酪氨酸的原料苯丙氨酸，强化这 3 种物质的摄入能让黑色素活性化。这 3 种物质在所有的鱼类、贝类，以及大豆食品中的含量都很丰富。

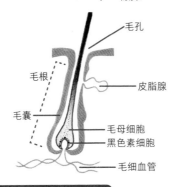

- 毛孔
- 毛根
- 皮脂腺
- 毛囊
- 毛母细胞
- 黑色素细胞
- 毛细血管

制造黑色素的材料

铜离子
虾、牡蛎、樱花虾、皮皮虾、萤火鱿、肝脏等食物中都含有。

酪氨酸
干鲣鱼、沙丁鱼幼鱼、黄豆面、冻豆腐、鸡蛋、奶酪等食物中都含有。

制造酪氨酸的材料苯丙氨酸，在鱼类、贝类、所有的肉类、大豆食品、麸、坚果、芝麻等食物中都含有。

关于白发、秃顶的一般疑问

Q. 不能把白发拔掉吗？

A. 如果持续地拔头发会造成毛根的损伤。

把白发拔掉也不会在原来的毛孔中生出黑色的头发来，长出来的还是白发。而且多次拔头发的行为会让毛根受到损伤，毛根损伤后毛孔中可能就再也长不出头发来了！

Q. 经常脱发是不是容易导致头发变白呢？

A. 这个不一定。

脱发、秃顶、白发各自的形成原因都不一样，所以脱发不一定会产生连锁反应导致白发的生成。但是呢，如果生活习惯不佳，日积月累就会导致头发的衰老加速，所以每一天的健康管理都不可以懈怠！

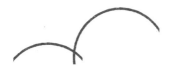

重返年轻的饮食

年轻、轻盈的身体是由"高明的饮食"创造的!

我们的身体是由自己吃进去的食物创造出来的。可是年纪大了以后出现了很多问题,比方说,40 岁以后肚子上、背上堆积了很多脂肪……于是开始狂热地追逐现在流行的各种减肥方法。但结果也只是一会儿胖一会儿瘦,瘦了之后很容易反弹……有时候奖励自己一顿烤肉,觉得吃完后应该会恢复元气,但实际上却更加疲累了……有时为了减肥不吃饭,可是却完全没有瘦! 为什么? 为什么会发生这些事情呢?

这是因为吃进肚子里的食物和我们身体的构造不匹配。

我们身体里有无数个化学工厂,它们主要是按照生理时钟的指令来工作的。举个例子,早上到来的时候,细胞内的"能量工厂"

线粒体就需要开始生产能量了，以供我们的身体进行活动。这个时候作为能量生成的燃料的就是碳水化合物、脂肪、蛋白质这三大营养物质。但只有这三种物质也是没法生产能量的，还需要维生素、矿物质、酶素等作为点火剂，它们每一个都是不可缺少的。

　　这只是其中的一个小例子。我们的身体里面有着超越我们想象的数量庞大的化学反应在进行着。它们的运作方式多得让人头晕目眩，却又很具规律。根据身体构造的运转规律来控制饮食，是拥有年轻、轻盈的身体的基本原则。我们该做的就是尽量不要影响到生理时钟，辅助它，不要让它产生混乱，还有就是适量摄入身体必需的营养物质，保证那些化学工厂都能够顺畅地进行自己的工作。

　　下面我就给大家介绍与身体的构造相匹配的"高明的饮食方法"。这些饮食方法和一般的减肥方式不同，并没有包含那些过分的、勉强自己才能做到的饮食控制。因此希望大家能坚持下去，将这个方法运用到每天的饮食中。

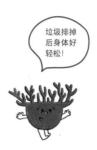

早起后第一件事是水分补给

我们的身体一直在以肉眼不可见的速度流失水分。特别是在睡觉后，因为长时间的断水，醒来时身体中的水分含量都会不足。再加上这时候会让血液凝固的 PAI-1 等物质的活性变强，容易导致血栓、心肌梗死、脑梗死等疾病的发生。而且这时正是为身体活动做准备的时候，血压会升高，脉搏也会加快，所以早上起床后不管如何都应该先饮用一杯白开水，给血液和身体中的细胞补充水分，这个非常重要。

早上进行代谢废物排出也是一项重要的例行程序。晚上睡觉时会进行身体的自我修复，会排出大量的排泄物和毒素，这些废物都会堆积在尿和大便等垃圾中。早上起床后喝一杯水能让丢弃垃圾的开关启动，肠胃开始蠕动，促进排尿、排便。

早上进行水分补充，能帮助身体机能进行调整！

给身体提供充足的体液

促进血液流动

让体温保持恒定

消化和代谢活动都需要用到体液。睡眠时体液中的水分会减少，早上又是代谢提升的时期，应该迅速地进行水分补充。

营养物质和排泄物等都会溶于血液中的水分里，随着血液流动到达身体各部位或排泄。早上是排泄的黄金时间，千万要避免水分不足的情况发生。

身体中的水分有让体温维持恒定的作用，还能将早饭后刚生产出来的新鲜能量搭载到血液中，运送到身体各处。

醒来后的第一杯水注意事项

在寒冷的天气里推荐大家喝一杯热开水！

推荐！
• 热开水
• 常温的白开水

避免！
• 咖啡
• 红茶
• 绿茶

醒来后最好是马上喝一杯常温的白开水。早上起来后很多人有先喝一杯咖啡的习惯，但是早上空腹喝咖啡，咖啡因吸收后会对胃造成负担，让"压力激素"皮质醇的分泌出现紊乱，人容易疲劳，导致生理时钟出现混乱的可能性也存在……所以应当在吃完早饭之后再享用咖啡！

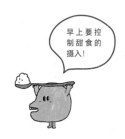

早饭摄入能产生酵素的食物，变身易瘦体质！

　　早上吃完早饭后，身体由休息模式切换成活动模式，能量制造工厂也开始活动。但是呢，起床之后，身体的代谢机能还处于较低的状态，血糖值也很低，这时是"肥胖激素"胰岛素最容易出动的时刻。早饭如果吃的是甜面包、蛋糕、甜食等食物的话，血糖值会一下子升得老高，而此时代谢活动较低，赶不上血糖的增长，身体就会控制不住地一路朝着肥胖的道路奔去。

　　所以推荐大家早上吃一些新鲜的食物。例如水果和蔬菜等加工度较低的食物，它们都含有丰富的酵素和营养物质！特别是水果中含有的"果糖"，可以不经过胰岛素的加工，直接转化成身体所需的能量，是对付肥胖的最佳早餐。纳豆和味噌等发酵食品也很容易吸收，对提高身体代谢活动有辅助作用。

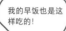

我的早饭也是这样吃的！

推荐的早饭食谱

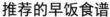

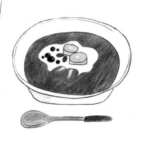

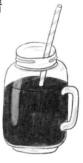

阿萨伊浆果酸奶

阿萨伊浆果中含有丰富的抗氧化成分，把它和无糖酸奶、香蕉等水果混合，再加上一点蜂蜜就完成了！

苹果和浆果做的绿色冷饮

苹果的籽有妨碍酵素活动的作用，请大家把籽去掉后再食用。浆果可以用冷冻蓝莓，蔬菜推荐大家用油菜和羽衣甘蓝。

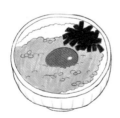

纳豆、海苔、鸡蛋盖饭

纳豆中含有食物纤维、蛋白质和能让血液流淌通畅的酵素，烤海苔中含有很多的维生素，一碗饭里营养搭配均衡。

用料丰富的味噌汤和饭团

配料可以使用鸡蛋、豆腐、蔬菜、海藻等食材，为了不让血糖值极速上升，请先喝味噌汤然后再吃饭团。

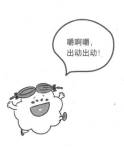

嚼啊嚼，
出动出动！

"八分饱"的秘密：一口饭咀嚼 20 次

将食物仔细嚼碎后再吞入腹中，是件好处多多的事。

其中一个就是"能刺激饱食中枢，防止吃得过饱"。花时间慢慢地仔细咀嚼后再将食物吞下，会让身体在开始吃饭 20 ~ 30 分钟后，指挥全身的脂肪细胞分泌一种叫瘦蛋白的激素，它具有传导身体已经吃饱了的信号的作用，然后食欲会暂时消退。在阻止我们吃太饱的同时，它还会让我们的身体切换成消化模式。

第二个好处是，仔细咀嚼食物会对我们的大脑产生刺激作用，从而增加"幸福激素"血清素的分泌。心情随之变轻松，压力开始退散，还能对自主神经起到调整的作用。

仔细咀嚼的其他好处包括能增加唾液的分泌量，让消化更容易进行，还会促进一种叫胆囊收缩素的物质的分泌，提高大脑活性，好处一个接着一个呢！

那些吃饭快的人，推荐你们尝试耐嚼的食物！

推荐的食物

- 蔬菜（绿花椰菜、胡萝卜、牛蒡等）
- 豆类
- 坚果
- 蒟蒻
- 乌贼、章鱼
- 动物肝脏、软骨

烹调和备菜时的要点

- 尽量切大块一些
- 控制加热温度，让食物变硬
- 尽量分装到更多的盘子中

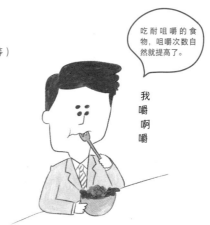

吃耐咀嚼的食物，咀嚼次数自然就提高了。

我嚼啊嚼

吃饭要先从蔬菜开始吃！

蔬菜中含有的食物纤维能让肠道内的糖分吸收率保持稳定。吃饭时从蔬菜开始吃的话，可以预防出现血糖值飙升的现象，从而阻止肥胖激素的过度分泌。

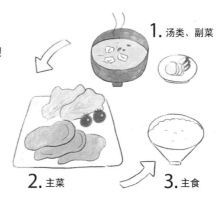

1. 汤类、副菜

2. 主菜

3. 主食

血液哗哗流
淌！心情超级
美丽！

蔬菜中天然成分的联合力量不可小视

　　能让导致衰老的自由基退散的物质就藏在蔬菜和水果等大自然的食材之中。它就是一种被叫作"植物营养素"的物质，它具有的抗氧化作用能将自由基击退。这种植物营养素是植物为了保护自己免受紫外线、害虫的危害而生成的一种化学物质。例如，番茄里的番茄红素、胡萝卜里的 β - 胡萝卜素等都属于这种物质。海藻中也含有这种成分，以海藻为食的虾或者螃蟹因为吃了这些海藻也具有了这种物质。而吃了这些虾或螃蟹的鲑鱼，经由虾和螃蟹的传递也获得了这种物质。这种物质在鲑鱼的体内积蓄，最后形成了虾青素，这是鲑鱼之所以呈现粉色的原因。

　　现在市面上有把这种战斗化学物提取出来制成的保健品。但实际上这种战斗化学物需要和维生素、食物纤维等同时摄入才能完全发挥它本来的力量。就是说比起单纯地吃保健品，我更推荐大家直接吃各种各样的蔬菜、水果，这种吃法会让我们的身体更加高兴，也能让它们发挥更强的令身体重返年轻的力量。

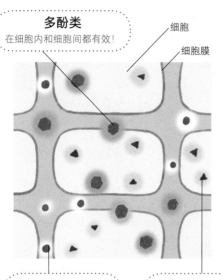

多酚类
在细胞内和细胞间都有效！

细胞

细胞膜

水溶性抗氧化物
在细胞间有效！

脂溶性抗氧化物
在细胞内有效！

多种含有抗氧化物的食物混合着吃能让效果提升！

瞄准一种抗氧化食物，一个劲儿地光吃这一种也是不行的。需要将多种抗氧化食物组合在一起吃，发挥的作用才会更大！有的抗氧化物能在细胞内发挥作用，有的能在细胞间发挥作用，把含有这些抗氧化物的食物混合着一起摄入，才能让细胞组织全体的抗氧化能力都得到提升。在后面的篇幅中，会介绍一些推荐大家食用的抗氧化食物，请大家一定要仔细阅读。

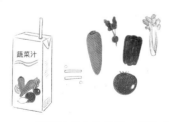

Q. 蔬菜汁具有和蔬菜一样的功效吗？

A. 不一样的。不能过于依赖蔬菜汁补充抗氧化物！

蔬菜汁中虽然也含有蔬菜中的抗氧化物，但在制作的过程中会丢失大量的抗氧化物，因此不能过于依赖喝蔬菜汁摄入抗氧化物。可以在蔬菜摄入不足的情况下，喝一些蔬菜汁进行补充。不过也有例外的情况，番茄在制作成番茄汁后，番茄红素的含量反而会增加，大家也可以把这个特性活用在料理中。

抗氧化能力提升！

"三类能消除自由基的抗氧化物" 大公布！

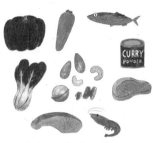

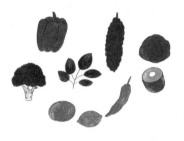

在细胞内发挥作用！

脂溶性抗氧化物

被称为"重返年轻的维生素"的维生素 E，和在红色或者黄色的食物中含有的胡萝卜素，都属于脂溶性抗氧化物，它们都能在细胞内做出自己的抗氧化贡献。在处理含有这类成分的食物时，最好把它们和油一起烹调，这样能提高身体对它们的营养成分的吸收率。

在细胞间发挥作用！

水溶性抗氧化物

除了蔬菜，柑橘、西印度樱桃、草莓、奇异果等水果中的水溶性抗氧化物的含量也很丰富。维生素 C 不耐热，加热会破坏这些食物中的维生素 C 成分，因此我建议大家把这些食物做成凉拌沙拉，这样能充分利用食物的营养成分。不过，马铃薯和苦瓜里面含有的维生素 C 具有很强的耐热性，这两种食物做成汤或者做成炒菜都是 OK 的！

营养成分

维生素 E/β–胡萝卜素/辣椒素/虾青素/番茄红素/姜黄素/辅酶Q–10等

推荐食物

南瓜、胡萝卜、青菜、坚果类、牛油果、红柿子辣椒、红辣椒、番茄、西瓜、鲑鱼、虾、螃蟹、咖喱粉、姜黄、沙丁鱼、牛肉等。

营养成分

维生素 C

推荐食物

红辣椒、苦瓜、羽衣甘蓝、黄麻、绿花椰菜、小青辣椒、马铃薯、柑橘类、草莓、奇异果、柿子等。

传统的油炸食品、加工食品食用过多的话会导致身体里自由基增加……

▼

补充充足的水分和食物纤维将它们都排出来吧!

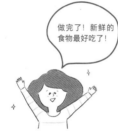

做完了! 新鲜的食物最好吃了!

做起来非常耗时间的油炸食物、需要使用很多食品添加剂的食物以及加工食物等中含有很多已经被氧化了的物质。平时食用太多这类食物的话很容易导致身体产生过量的自由基。吃了这些食物之后,请大家立刻摄入充足的水或含有丰富膳食纤维的食物,例如蔬菜、海藻、蘑菇等,将那些多余的自由基统统都排掉吧。

细胞内、外都能发挥作用!
多酚类

多酚类物质本身虽然主要都是水溶性的,但它们在细胞内和细胞间都能施展抗氧化能力。

营养成分
花青素 / 儿茶素 / 异黄酮 / 鞣花酸 / 绿原酸 / 芝麻素 / 槲皮素 / 芦丁 / 叶黄素 / 白藜芦醇等

推荐食物

蓝莓、草莓、阿萨伊浆果、葡萄、苹果、红葡萄酒、石榴、芝麻、咖啡、茄子、绿茶、可可豆、大豆、大豆食品、菠菜等。

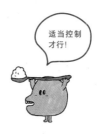

过度地控制糖类食物的摄入会对大脑造成额外的负担！

近年来开始流行一种控制糖类食物摄入的减肥方法。这种方法能防止血糖值突然急速上升，从控制"肥胖激素"胰岛素的分泌的层面上来说，还是很有效果的减肥方法。但是，极端的糖分控制会对身体造成负担，也会变成衰老的诱因。

如果体内完全没有糖分的摄入，以糖分作为唯一能量来源的大脑就会发出将身体组织进行分解，制造出糖分的指令。就是说大脑和身体都不得不比平常进行更多额外的作业，这就是对它们造成负担的原因。

不仅如此，过度的糖分控制会让身体内的肌肉和骨胶原被分解，变成制造能量的来源。不健康的减肥方式就可能会导致这种情况发生。所以为了不给身体造成负担，又能达到预防肥胖的目的，我们需要适度地控制糖分的摄入。

一汤两菜，营养均衡！

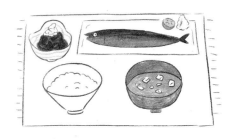

即使只有晚上完全不摄入糖分，也必须要注意！

睡眠中的大脑还需要糖分作为它的能量来源，才能继续保持正常的工作。有的减肥方法让人只在晚上完全不摄入糖分，但这样会对大脑造成相当大的负担。极端的情况下还会造成营养均衡体系的崩溃。请大家千万要避免采用这种方法。

不同年龄段，早饭、午饭、晚饭的主食量参考标准

	早	中	晚
20 岁	小半碗（130g）	一大碗（220 克）	一大碗（220 克）
30 岁	小半碗（130g）	大半碗（180 克）	小半碗（130 克）
40 岁及以上	切片面包一片	小半碗（130 克）	小半碗（130 克）

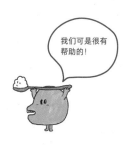

如果要吃甜食，绝对要在 15 点！

胰脏是制造能对糖分进行处理的胰岛素的工厂。观察胰脏一整天的活动周期就会发现，早上它的活动较缓慢，到 15 点左右会迎来它的活动峰值，等到 19 点之后又慢慢变成了休息状态。这个现象告诉我们，糖分的最佳处理时间是 15 点左右。同时胰脏活动水平较低的早上和晚上容易引起高血糖的症状，因此这个时间段就容易对毛细血管、细胞等造成损伤。

而且，一种能促使脂肪堆积的 BMAL1 蛋白质在 14 ~ 15 点之间分泌量是最少的，到 22 点左右分泌量急剧增加（详见 130 页）。如果单只按照 BMAL1 的数量进行计算的话，22 点肥胖的发生概率是 15 点的 20 倍。

把这两种情况都考虑进去后就知道，最不会对我们的身体造成损伤、最不容易发胖的吃甜食的时间就是 15 点的时候。

"15 点的点心时间"和英国传统的"下午茶时间"都是非常具有理论依据的饮食习惯!

不会长胖的点心

点心时间的注意事项

1. 吃点心的最佳时间是 14 ~ 15 点

2. 22 点以后再吃甜食是不行的!

3. 刚起床的时候也要控制甜食的摄入

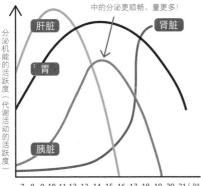

内脏的活动规律图

能对糖分进行处理的胰岛素,这个时段在胰脏中的分泌更顺畅、量更多!

肝脏

肾脏

胃

胰脏

分泌机能的活跃度（代谢活动的活跃度）

7 8 9 10 11 12 13 14 15 16 17 18 19 20 21（时）

参考资料: Dr.Claude Chauchard 的"时机 · 营养学"中的概念图

按照内脏的活动周期摄取食物

15 点时胰脏的活动是最活跃的! 胰岛素也能更高效地发挥它的作用。同时,胃和肝脏的代谢活动在白天的时候也更加旺盛,而肾脏因为需要对身体中的血液进行过滤,在夜晚时段状态更加活跃。从这些脏器的活动特性,我们就能知道 15 点左右是最佳的糖分消耗时间。

肚子感觉好
舒服！精力
充沛，干劲
十足！

适当的空腹能促进生长激素的分泌

经过前面的介绍，大家已经知道了生长激素在睡觉时或者肌肉锻炼之后才开始大量分泌。除此之外，生长激素还有促进血糖值上升的作用。饱腹时血液中含有充足的糖分，因此身体不会分泌生长激素，而空腹时因为血糖值较低，身体就会发出"生长激素快出动！把血糖值提升上来！"的指令，从而形成这样一个链条：空腹 ⇒ 生长激素分泌 ⇒ 抗衰老力提升。这是空腹能起到重返年轻作用的原理。

但这可不是说让大家长时间空腹，这是不可取的行为。长时间的低血糖会引发饥饿信号，身体会切换成省能量模式，反而会让人更容易发胖。严重的情况会对身体造成巨大的压力，可能会引发生理时钟的混乱，也可能影响生长激素的效果，让它的作用减弱。为了能让生长激素保持充沛的活力，保证张弛有度的饮食规律是非常重要的。

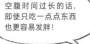

空腹时间过长的话，
即使只吃一点点东西
也更容易发胖！

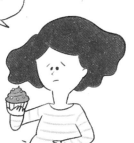

空腹时间太长是不行的！

空腹时间过长会让大脑误以为
饥饿的时代来临，它会向身体
发出进行脂肪储存的指令。其
他的问题还包括：过度低血糖
引发的反作用会让人更容易患
上高血糖的疾病，也会让生理
时钟发生混乱等，对身体造成
损伤。

 肚子空空导致坐立不安的时候怎
么办？

 无止境地勉强自己挨饿是严格禁
止的。可以稍微吃一些不容易让
血糖值上升的坚果类食物。

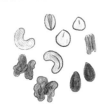

没必要为了保持空腹而拼命地让自己忍耐
饥饿。可以喝杯茶或喝杯苦可可，让自己
稍微喘口气。如果是在连喝茶、休息都不
被允许的场合，那么就稍微吃一点不容易
让血糖值上升的坚果或乳制品吧。

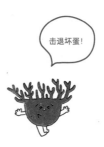

击退坏蛋！

消灭反式脂肪酸需要一点努力

近年来，反式脂肪酸作为会对身体造成不良影响的坏人，知名度在逐渐上升。色拉油和人造黄油等在精制、加工的过程中会生成这种叫作反式脂肪酸的物质。摄入过多的反式脂肪酸会让坏胆固醇增加，同时好胆固醇就会减少，导致患上心脏疾病的风险上升。日本目前还没有关于反式脂肪酸的食物添加说明和含量上限值相关的标准，但是为了让我们能保持健康的身体，一起朝着消灭反式脂肪酸的目标努力吧。

为了能达到消灭反式脂肪酸的目的，我们需要控制加工食品的使用，改掉使用人造黄油和色拉油的习惯！特别是经过加热后会氧化的色拉油，会让身体里的反式脂肪酸激增。家庭料理中要尽量使用天然油脂。

·橄榄油

·菜籽油　·大豆油

·芝麻油　·米糠油

·葡萄籽油

·黄油

·人造黄油

·起酥油

·人造奶油

·色拉油（精制度较高的油）

选油的要点

首先要查看原材料使用那一栏，选用那些使用天然作物作为原料的油类制品。使用多种植物精制的色拉油，在制作的过程中产生反式脂肪酸的可能性较高，尽量不要使用这种油。

这些是应当控制食用的加工食品！

以和食为主要食物的日本人和欧美人比起来，反式脂肪酸的摄入量较低。但是那些 30 ~ 40 岁的喜欢吃甜食的女性，反式脂肪酸的摄入量还是挺高的……为了美貌和健康，请大家尽量要努力控制这些食物的摄入！

·西式点心·果子面包

·油炸物·零食

·美式快餐

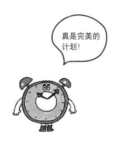

真是完美的计划!

22 点后吃饭晚的加班族可以将晚餐分成两次吃

我们身体内的生理时钟会规律地发出指令，来调整身体脂肪的积蓄速率。主要手段就是通过 BMAL1 这种蛋白质的增减来实现脂肪量的控制。因此，BMAL1 激增的 22 点以后的时间段，就是我们最容易发胖的时候。

那些经常加班的、22 点以后才吃晚饭的人，我建议你们采用把晚饭分成两次吃的方法。第一顿在傍晚 18 点左右，此时 BMAL1 的分泌量还较少，可以先食用一些凉拌菜、饭团、三明治等。下班回到家的 22 点以后，BMAL1 的分泌量较高，容易让人长胖，此时可以喝一碗含有蔬菜、海藻、蛋白质的热汤，这种汤的脂肪和糖分含量都较低。在棒球夜场比赛期间，专业的棒球选手们都会采用这种分两次的深夜进食方法。这种方法既可以维持正常的营养平衡，又能减轻睡觉时给身体造成的消化负担，让身体的自我修复能顺畅地进行。

BMAL1（控制脂肪贮存的一种蛋白质）的增减（相对值）

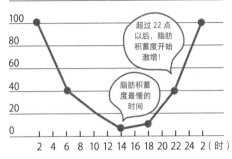

超过 22 点以后，脂肪积蓄度开始激增！

脂肪积蓄度最慢的时间

参考资料：Canaple L. et al.Mol Endocrinol.2006

在脂肪积蓄度较低的 18 点以前可以吃点简单的饭食

脂肪积蓄的司令官 BMAL1 的分泌量在 12 ~ 18 点较低，这个时间段内吃东西比较不容易发胖。BMAL1 在 22 点以后含量会骤增，这时身体很容易发胖，因此在 22 点以后应当控制脂肪类和糖类物质的摄入。

加班族的晚餐时间表（举例）

在 18 点左右，BMAL1 的含量较低时吃一个以碳水化合物为主的三明治，下班回家后的 22 ~ 23 点，再喝一碗低糖、低脂肪、蛋白质丰富，且易消化的汤类食物。根据身体的生理节奏，在适当的时候选择适当的食物是这个课题的重点。

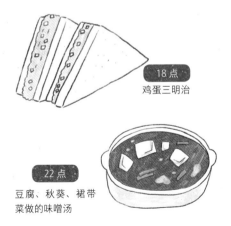

18 点
鸡蛋三明治

22 点
豆腐、秋葵、裙带菜做的味噌汤

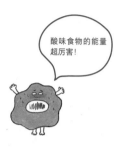

一粒梅干就能拯救酸性体质

　　我们的身体能保持最健康的运转状态的前提是身体能呈现微弱的碱性。但是那些偏肉食的人，或者压力过大或疲劳过度的人，身体会呈现出超出常规值的酸性。这会导致人更容易产生疲劳感，也会对承担着过滤血液中的酸性物质任务的肾脏造成额外的负担，免疫力也可能会降低。这种状态要是长时间持续下去，衰老会加速，也可能会招来疾病。

　　对这种呈现酸性的身体，只要吃一粒就能将身体中的酸性完美中和的这个东西，就是梅干。梅干具有强大的抗氧化作用，能让血液流动通畅，让身体保持微弱的碱性，毛细血管也能发挥更好的作用。它还有解毒和抑制胃癌发生的作用，在肠内环境的改善工作中也非常活跃。一天一粒就能起到足够的功效，请大家一定要试试这个方法。

抗菌

增进胃部健康

血液不黏稠

梅干的 7 种能力

解毒

改善便秘

让身体保持弱碱性

促进血液循环

还有增强毛细血管功能的作用!

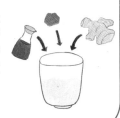

Q. 不喜酸的人也能接受的食用方法,有没有呢?

A. 给这些人推荐以前的老料理"梅酱番茶"!

推荐给大家的这款慰劳身体的梅酱番茶,来自前人的食物养生智慧。取 1 颗梅肉放入杯子中,倒入滚烫的番茶(最好使用 3 年左右的陈年番茶),再倒入少许酱油和姜末,最后用勺子将梅肉碾碎就可以饮用了。番茶中几乎不含有咖啡因,因此睡前也可以饮用。

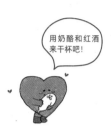

吸收钙的黄金时机绝不可错过！

钙是一种吸收率较低、身体容易缺乏的营养元素。特别是进入更年期后的女性，因为女性激素减少了，容易出现骨密度降低的问题。

钙含量不足就服用营养保健品进行补充这种做法好吗？很多人可能都会这么做。但是服用营养保健品一个劲儿地补充钙元素，补充过度、身体中钙元素过剩会导致其他的问题。比如血管硬化，还有报告指出会让心肌梗死、脑中风等发生的风险提高。所以，营养物质还是要从大自然馈赠的食物中汲取才更让人安心，也更有效果。

影响钙质补充最重要的因素是食用的时机。我们的骨头每天都在进行这样一个循环：白天将老旧的骨头破坏并吸收掉，进行"骨吸收"的工作，等到了晚上开始制造新的骨头、进行"骨形成"的工作。根据骨头的活动周期，我们应该在夜晚骨头形成的时间段前，也就是晚饭时吃一些钙吸收率较高的乳制品，此时摄取充足的钙质是最有效地提高骨密度的方法。

让骨骼保持结实的要点

在钙吸收率高的时间段食用一些含钙高的食物，这点大家都要记牢了。而镁元素和维生素 D 在沙丁鱼及其幼鱼、鲑鱼等鱼类和大豆食品中含量都很丰富。通过饮食难以补充足量的维生素 D 时，可以通过多晒日光浴的方式促进体内维生素 D 的合成！但晒日光浴时如果防晒霜涂得太多完全隔绝紫外线的话，会让维生素 D 的合成效率低下，这点也请大家注意。

1. 乳制品、小鱼、大豆食品、黄绿色蔬菜组合在一起摄入。

2. 和酸性食物、蛋白质一起摄入，钙的吸收率会提升。

3. 在钙吸收率较高的夜晚，应当食用一些钙质易吸收的乳制品。

4. 同时摄入一些镁元素、维生素 D，能提高骨骼的形成率。

随着年龄增长钙的吸收率逐渐下降！

不同年龄段的钙吸收率

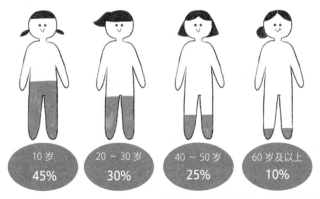

| 10 岁 45% | 20～30 岁 30% | 40～50 岁 25% | 60 岁及以上 10% |

参考资料：厚生劳动省"日本人的饮食摄取标准"

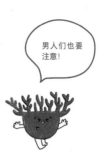

男人们也要注意！

强力补充蛋白质和铁，击败疲劳与懒怠

　　铁元素缺乏和贫血等，一般都被认为是只有女性才会遇到的烦恼。但近年来，铁元素缺乏的男性也逐渐增多了。铁元素是制造血液中的血红蛋白的材料。铁元素不足会导致血液中的血红蛋白减少，红细胞体积变小，因此红细胞能运送的氧气数量就减少了，人体就容易感觉到疲劳和懒怠，脸色也会变差。有的人稍微走几步路还会感觉到头疼、胸疼。出现这种症状的人需要立即补铁！

　　人体对铁元素的吸收率较低，因此采用高效的摄取方法就非常重要了。人体吸收率较高的"血红素铁"一般存在于红肉及肝脏血液中，因此要保证每周摄入一次该类动物食品，同时还需配合着食用一些含有"非血红素铁"的植物类食物。定好每周一次食用肝脏、鲣鱼的日子以后会发现，这些东西吃起来也没有那么难吃呢。那些实在是不喜欢吃肝脏和鲣鱼的人可以尝试着把它们和纳豆、鸡蛋混在一起烹饪后再吃。

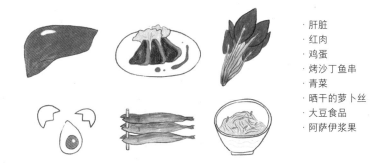

· 肝脏
· 红肉
· 鸡蛋
· 烤沙丁鱼串
· 青菜
· 晒干的萝卜丝
· 大豆食品
· 阿萨伊浆果

推荐大家食用含铁量丰富的食物

推荐大家食用吸收率较高的动物性食品。第一推荐的就是动物肝脏，如果实在是不喜欢肝脏，那么用红肉、鲣鱼、纳豆等替代也OK。同时搭配食用一些青菜和大豆食品等，铁元素的补充就完美了！

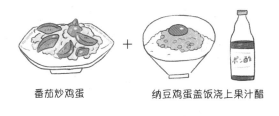

番茄炒鸡蛋　　　　纳豆鸡蛋盖饭浇上果汁醋

铁 +	蛋白质·维生素C 柠檬酸（酸味饮料）

铁元素的吸收率较低，搭配其他食物一起吃是关键！

铁元素的吸收率较低，动物性食品中含有的血红素铁的吸收率是23%，植物性食品中的非血红素铁的吸收率是5%。铁元素的吸收率如此之低，因此需要将含铁量丰富的食物搭配维生素C、蛋白质、柠檬酸一起食用，才能提高铁元素的吸收率！

根来博士小课堂④

糖尿病、代谢症候群、
心脏疾病……有可能，
幕后是牙周病在作怪！

希望大家都能对牙周
病提高警惕，轻视牙
周病可不行！

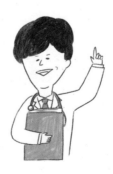

　　成年人中大概有八成左右的人都患有这种病，它就是牙周病。牙周病可以说是人类历史上范围最大的感染症，但实际上很多人并不太关注口腔的健康。那么牙周病只对口腔健康有影响吗？不是的，请千万不要小看口腔病。它的危害可不只是导致牙龈出血而已。在口腔中大量繁殖的牙周病菌，可以扩散到全身，可能会导致其他重大的疾病。

　　听起来好像有点吓人，但我可绝对没有夸大事实。在口腔中繁殖的牙周病菌，可以从非常小的伤口侵入毛细血管中，再到达全身每个角落，紧贴在心脏内，有引发心内膜炎和心脏瓣膜病等心脏疾病的风险。20世纪90年代在美国和加拿大联合进行的大规模研究，对因为心脏疾病去世的5000人的心脏进行解剖后发现，90%的心脏中存在口腔细菌。数年后，《纽约时报》掀起了一场轰轰烈烈的"牙线或死亡"的宣传活动，呼吁人们用牙线保卫口腔的卫生和健康，不然就是选择死亡。由此可以看出这个在心脏中发现口腔细菌的研究结果对当时的美国产生了多么大的冲击，我们也从中体会到了牙周病菌的恐怖。

　　牙周病菌的恶行还不只这些。牙周病菌如果入侵到血管内，虽然可以驱动白细胞驱赶消灭它们，但这种情况反复出现的话，就会导致动脉硬化、心脏疾病、脑血管疾病等各种各样的疾病的发生概率提高。

　　而且牙周病菌本身所携带的毒性也会引发全身的慢性炎症，然后导致胰岛素的作用失效，引发糖尿病，继而可能引发代谢症候群。对孕妇来说，还可能会导致免疫系统分泌一种叫作"TNF-α"的物质，这种物质是控制分娩的开关，分泌它就可能会导致早产。这种TNF-α物质，还有让胰岛素的效率降低的作用，会引发糖尿病和高血糖，跟毛细血管劣化也有很大的关系。

医生在对糖尿病患者进行治疗，或者对孕妇进行检查时，如果发现他们有牙周病，会优先让他们对牙周病进行治疗，可见牙周病是一种多么麻烦的存在。

牙周病的开始是亲子感染。在幼儿期，母亲用牙齿嚼碎食物后再把食物喂给幼儿，导致幼儿感染上牙周病菌。但牙周病菌是否会大量增殖，从而导致牙周病的发生就要看个人的情况了。牙周病的恐怖之处在于，它并不像蛀牙那样会带来很强烈的疼痛感，它是悄无声息地进行的。即使没有牙周病的症状，每天也必须仔细认真地刷牙，让口腔分泌充足的唾液，保持口腔清洁。还有，一定要改正那些会对口腔造成伤害的咀嚼方式。口腔疾病的很多症状都无法在平时发现，因此定期到牙科医院对口腔进行检查是最佳的方案。

对抗牙周病的方法要尽早执行！

- **饭后刷牙**
- **让唾液充分分泌**
- **经常进行水分补给**
- **不要抽烟**

牙周病的基本治疗方法就是认真刷牙和预防口腔的干燥。口腔总感觉黏糊糊的人可以参照165页做舌头操，这样能促进唾液的分泌。进行水分补给时也可以选择具有防臭效果的绿茶！

牙周病可能是导致这些症状的原因！

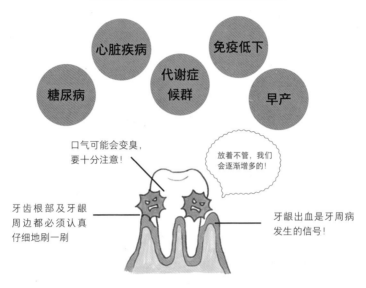

口气可能会变臭，
要十分注意！

放着不管，我们
会逐渐增多的！

牙齿根部及牙龈
周边都必须认真
仔细地刷一刷

牙龈出血是牙周病
发生的信号！

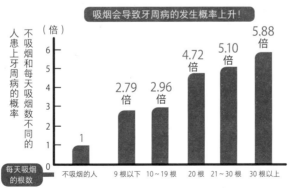

吸烟会导致牙周病的发生概率上升！

吸烟除了会使牙周病发生的风险提高，还会导致血液循环恶化、肺癌等
疾病的患病风险提高。抽烟的各位，是不是该戒烟了呢？

参考资料：NHANESII:Tomarr 和 Asma.2000

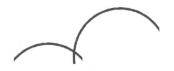

重返年轻的运动

"运动"永远是消灭衰老的英雄！

2013 年日本文部科学省进行了一次"体力·运动"相关的舆论调查，这次调查结果显示，在 20 ～ 50 岁的人中，有超过 80% 的人感觉自己运动不足，特别是 30 岁左右的人，觉得自己运动不足的比例接近 90%。这真是一个非常具有冲击性的调查结果。

如今到处都能获得如何让身体保持健康的信息，然而却有如此多的人感觉自己运动不足，真是一个很具有讽刺意味的矛盾。

虽然大家都知道自己缺乏运动，但是因为工作太忙而没时间、没心情去运动。现在的日本人的状态是不是就是这个样子呢？

但是，运动是不是就一定要到健身房里去呢？是不是就一定要换上专业的运动装备到户外去跑一圈才算是运动呢？不是这样的。在工作和做家务的间隙，都可以运动，比如上班途中的步行、泡澡时做的一些伸展运动都完全可以算做运动。虽然都是一些轻微的运动，但如果日常能坚持这么做，让身体形成运动习惯的话，就能刺激自主神经，让它更灵活地运转，帮助生理时钟干脆利落地进行调整，让血液畅通无阻地流淌，增强毛细血管的弹性，让激素顺利分泌，让身体恢复活力十足的状态。

前面已经说过很多次了，随着年龄的增长身体会自然地发生衰老，让身体保持健康的激素、毛细血管、自主神经、细胞等都会随着年龄的增长自然地减少或机能下降。所以我们必须要坚持运动来对抗这种状态，运动具有非常大的能量。

无论多大年纪，运动都能从衰老手中解救我们，是我们永远的英雄！

从公司回家的路上，朝着楼梯冲锋吧！

肌肉锻炼，晚上比早上效果好！

作为"抗衰老激素"一分子的生长激素，除了会根据生理时钟的周期进行分泌，还会在肌肉锻炼后开始分泌。把运动作为一种习惯非常重要，因此基本原则就是选择一个每天都能进行运动的时间段坚持运动。但为了不让运动后分泌的生长激素被白白浪费掉，运动时间要选在 17 ~ 19 点间。

这个时间段内副交感神经开始处于主导地位，身体肌肉的柔韧性和肺部机能都较高。而且有人对早上 8 点和晚上 6 点进行运动后身体分泌的生长激素量进行了比较，数据显示晚上运动后分泌的生长激素量会比早上高很多。

为了能更好地促进生长激素的分泌，最好能进行一些强度稍微大些的肌肉锻炼（无氧运动），例如深蹲、腹肌锻炼、俯卧撑、全力快跑、全力游泳等运动。

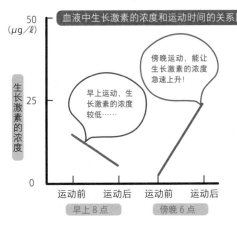

血液中生长激素的浓度和运动时间的关系图

生长激素的浓度

50 (μg/ℓ)

25

0

傍晚运动，能让生长激素的浓度急速上升！

早上运动，生长激素的浓度较低……

运动前　运动后　运动前　运动后

早上8点　　　傍晚6点

参考资料：《时间营养学》（女子营养大学）上登载的数据

血液中生长激素的浓度和运动时间的关系

傍晚时分运动和早上运动相比较，生长激素的分泌量会激增。傍晚运动促进生长激素分泌的效果会持续 5 ~ 6 个小时，到睡觉时，傍晚时分开始分泌的生长激素和睡觉时分泌的生长激素的数量相叠加，抗衰老的效果会大幅提升！

Q. 中午之前不能进行运动吗？

A. 只要避开大清早的时段就 OK。早上睡不着的人也可以上午运动，效果也不错。

早上步行好舒服！

我们应当尽量避免一大清早就开始运动。但实际上有很多人，因为有失眠的问题，到了早上副交感神经和交感神经的开关没有很好地完成切换。这种情况下，在中午之前进行一些轻松的运动，能唤醒交感神经，让它占据主导地位。血清素也会因为规律的运动开始分泌，从而保证睡眠激素的分泌正常。因此这些人可在中午前进行轻松的步行运动。

谁都能做到的简单运动！

"一心两用的运动" 推荐

边看电视
边运动！

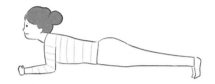

平板运动·躯干锻炼

先俯卧，两手的手肘弯曲，双手保持
与肩膀同宽，两脚脚尖和手肘至手腕
处作为身体的支撑，让身体保持笔直。
一直保持深呼吸、身体感觉有点吃力
的状态就能达到最佳的锻炼效果。

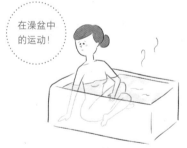

在澡盆中
的运动！

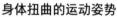

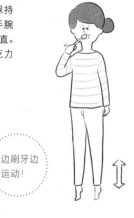

边刷牙边
运动！

身体扭曲的运动姿势

在澡盆里身体朝右侧坐下，然后抬
起右脚跨到左脚外侧，并向内弯曲。
左手抱住右腿，右手放到腰后侧撑
住，然后一边缓慢地将腰伸直一边
吸气。吐气时，同时将身体向右侧
扭曲，然后保持 5 个呼吸的时间不
动。接着左右脚交换重复以上动作。

踮起脚尖，上下运动

刷牙的 3 ~ 5 分钟时间内，可以
把脚尖踮起，踮起后先保持不动，
然后再慢慢地放下，接着再踮起
脚尖，如此循环往复就 OK。要注
意深呼吸、放慢呼吸速度。

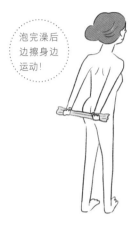

泡完澡后边擦身边运动！

把毛巾当道具，伸展运动

双手拿着毛巾放到背后，打开与肩同宽，双手各拿着毛巾的一头伸直，然后挺胸，肩膀向后仰，两手都感觉到拉伸的力量时，保持这个状态10～20秒。注意要让肩膀附近的肌肉都得到拉伸。

手掌拉伸运动

手朝前伸，一只手手指向下，掌心朝外，用另一只手抓住除大拇指外的其他手指，慢慢地将手掌朝下、朝向自己的方向压。接着，手再朝前伸，手指朝上，然后再用另一只手抓住除大拇指外的其他手指，慢慢地将手掌朝上、朝向自己的方向压。左右手都要重复上述动作10次。

走路时、等待时、泡澡时都能进行的运动！

伸展后背、拉紧大腿肌肉的运动

坐在椅子上后背伸直，抬起两腿并伸直，左右脚交叉，上面的腿向下用力，下面的腿向上用力，两腿都保持用力的姿势5～7秒。再交换两腿的上下位置，重复上述动作。

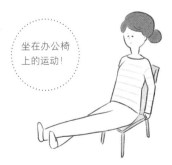

坐在办公椅上的运动！

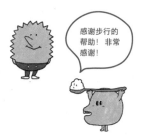

感谢步行的帮助！非常感谢！

长时间的步行非常有利于帮助人重返年轻！

走路真的会有让人重返年轻的效果吗？可能有很多人会有这样的疑问，实际上步行的效果是非常大的。举个例子，10 分钟的有氧运动的效果和 1300 步的步行效果差不多，10 分钟的自由泳和 2500 步的步行效果一样。虽然不同的人之间多少会有差异，但 10 分钟的步行大约是 1000 步，步行可以让你轻松地获得大多数运动带来的效果，想一想是不是很开心？

最让人开心的就是它所带来的好处。自主神经和生理时钟能得到调整，失眠和压力大的问题随之消解，血压和血糖也会得到良性调整，好胆固醇的分泌会增加，免疫力会增强，肠内环境得到改善，便秘改善，体内脂肪减少，等等，步行能带来两只手都数不过来的好处！步行的每一步都是你向重返年轻迈出的一步。

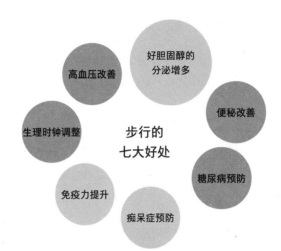

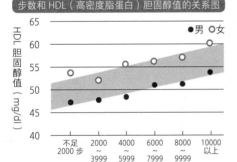

步数和 HDL（高密度脂蛋白）胆固醇值的关系图

参考资料：每日的步数和 HDL 胆固醇值的关系，厚生劳动省，1991

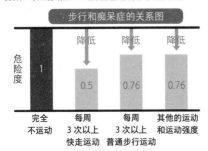

参考资料：运动习惯和老年痴呆的危险度关系 . Laurin（2002）

如何更有效地步行

· 以 10 分钟走 1000 步的速度快走，持续走 20 分钟
· 平时走路都要统计步数
· 不能过分勉强自己

20 分钟的快走能让代谢提高，还能促进血液流动，但是快走时间过长、步行速度过快是不适宜的。因为这样可能会导致自由基数量增加，也有引起免疫力低下的风险。根据自身的情况，选择适合自己的步行方式才最重要。

目标 8000 步!

不分种类，步数增加术

Type 01

时间充裕

长时间的步行

Type 02

只能保证一小段时间的空闲

在休息时间步行

Type 03

忙得没时间

一点一滴累积步数

时间充裕的人，推荐你们在午后花上充足的时间好好步行一段。用 10 分钟走 1000 步的速度，持续行走 40 分钟就可以完成 4000 步。然后把日常生活中一点点的步数累积起来再增加 4000 步左右，一天的步行数就开心地完成了。

只能保证空出一小段时间来运动的人，就在休息的时间步行吧。午餐后的休息时间可以到附近的公园里散散步，15 点的下午休息时间可以在公司附近溜达一圈，等等，将零碎的时间都调用起来，一点点地累积步数吧。

那些无法拿出单独的时间来步行的人，就必须要在生活中一点一滴地努力累积步数了。上班路上不要使用自动扶梯，要走楼梯，在等电车的时候，可以从站台这头走到另一头，上厕所也可以步行至楼上使用楼上的厕所，等等，生活中无处不存在着步行的可能!

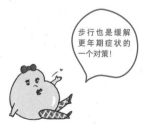

步行也是缓解更年期症状的一个对策!

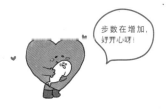

步数在增加，好开心呀！

Type 04

工作日空闲时间为 0

周末集中时间步行

在工作日工作以外的事情完全没有时间考虑的人，可以在周末时集中时间步行。或者干脆直接去郊游或者登山等，这样的步行趣味性十足，不是吗？也可以走路去很远的超市购物，类似的实用＋步行的方式也值得推荐。

Type 05

提不起兴趣步行的人

像做游戏一样步行

游戏＋步行的组合是不是能让人提起兴趣去完成呢？一些手机应用中就有这种设计，有一个叫万步计的应用，里面让人使用自己的步数模仿伊能忠敬[1]绘制日本地图，或者通过自己的步数赚取积分，积分能在手机应用中使用。提不起兴趣步行的人，一定要试一试这种方法！

Q. 脚、腰不太好的人，一天走不了 8000 步呢……

A. 试一试对身体来说负担不大的水中步行如何？

那些脚疼、腰疼的人，可以尝试一下在游泳池中步行。人在水中，重力对脚和腰产生的负担会减轻，而运动效果却是比地上行走更好的。水中行走消耗的卡路里据说是地上行走的 2 倍，对那些想要消耗身体脂肪的人来说也不失为一种高效的燃烧脂肪的方法。

---

[1] 伊能忠敬，江户时代的商人，测量家。是第一个制成日本全图的人。

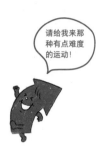

请给我来那
种有点难度
的运动！

散步前先深蹲，让脂肪燃烧吧！

运动一般分为"锻炼肌肉的无氧运动"和"燃烧脂肪的有氧运动"这两种，为了达到最佳的脂肪燃烧效果，最好按照**无氧运动 ⇒ 有氧运动**的顺序进行。

运动开始时先进行一些强度较大的无氧运动，可促进生长激素的分泌，生长激素会让脂肪处于易分解、易燃烧的状态。接着再进行有氧运动，能将无氧运动中脂肪分解时所产生的热量作为运动能量来源消耗掉。无氧运动和有氧运动交叉循环进行，是最理想的燃烧身体脂肪的运动方式。

当然运动的好处不只是燃烧脂肪一项而已。其他的好处包括：生长激素分泌增多带来的抗衰老的作用，肌肉增加，身体基础代谢提高，促进血液流动，增强毛细血管的弹韧性，调整自主神经和生理时钟，等等，一大堆对身体有利的影响。

让脂肪疯狂燃烧的运动顺序

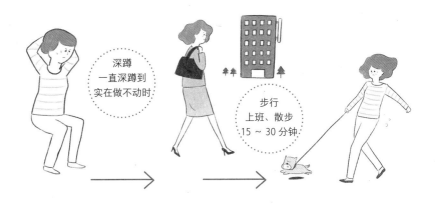

深蹲
一直深蹲到
实在做不动时

步行
上班、散步
15 ~ 30 分钟

按自己喜好将无氧运动和有氧运动自由组合吧

肌肉锻炼结束 30
分钟后，冲饮一
些蛋白质粉能提
升效果！

无氧运动	有氧运动
深蹲（下半身） 仰卧起坐（上半身） 抬腿运动（下半身） 俯卧撑（上半身）	步行 慢跑 瑜伽 游泳
推荐每天的运动量以身体 微感到疲累为宜。 上半身 / 下半身锻炼的 运动可每日切换进行。	运动强度以呼吸稍微偏快的 程度为宜。 每次运动 30 ~ 40 分钟。 要注意不要太勉强自己！

运动后的脂肪燃烧效果会持续 5 ~ 6 个小时！

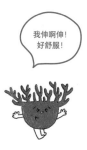

躯体伸展运动会让新陈代谢加快、腰部变细！

有一些肌肉，其实在日常生活中不太会使用到，比如脊柱周围的肌肉、腹部肌肉、下半身的肌肉。如果能经常运动一下身体核心的肌肉和下半身大块的肌肉，消化器官内的毛细血管的血流量就会增加，肠胃和肝脏的功能也会变得更好。

对这些肌肉进行锻炼时，不要只是单纯地前后伸展，还要加上左右的扭转动作。例如，扭转腹部周围的肌肉做左右运动，可以让在仰卧起坐运动中锻炼不到的腹斜肌、腹横肌也得到锻炼。这些平时运动中不太使用的肌肉，在得到锻炼后能让肌肉中的血液流淌速度加快，还能强化这些肌肉内的毛细血管功能。

推荐大家每日交替进行上半身、腹部周围、下半身的运动。做运动的时候要时刻保持腹式呼吸，这样能更好地促进毛细血管中的血液流动，长期坚持下去还能提高基础代谢，还有瘦腰的效果！

推荐大家每日针对不同部位做伸展运动

如果觉得每天都进行全身伸展运动太麻烦了，那可以每天只选择一个部位进行拉伸，各部位交替进行。例如，周一做上半身运动，周二做腰腹部运动，周三做下半身运动等。每天对身体的一个部位进行锻炼，最后全身的所有部位都能得到锻炼，全身的毛细血管功能都会慢慢地得到强化。

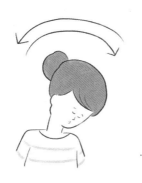

上半身运动

一边缓慢地吐气，一边将头向前压，再把头向后仰。接着头部大幅度地向左转一圈，再向右转一圈。

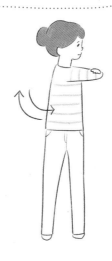

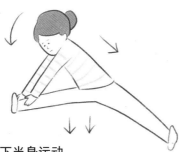

下半身运动

坐在地板上，两腿打开，双手按住一只脚，身体缓慢向前屈，然后换一只脚再次前屈。身体缓慢前屈时，轻轻地吐气。

腹部周围运动

先站直，两手轻轻地交叉抱在胸前，手臂抬起保持和地面平行。身体朝向正前方，缓慢地吐气，手臂缓慢地向左扭转后停住不动，接着一边缓慢吸气一边慢慢地将身体转回。同样的动作向右侧再重复一次。

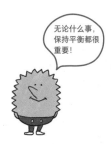

令人自然变瘦的秘密:"平衡运动法"

"平衡运动法"是一个我参与过设计的运动方法,目前在美国非常流行。它融合了"芭蕾"优美的平衡控制的特点,吸收了"瑜伽"控制呼吸的优点,还有很强的肌肉锻炼效果,既能锻炼身体又能对自主神经进行调整。这个运动法的最大特征就是健康地锻炼。

平衡运动法以保持身体平衡为基础。首先,以大脚趾下方、小脚趾下方、脚后跟这三点为支点。身体重心均衡地分布到这三点上,灵活地利用脚底部位让身体保持站立的姿势。这个运动可以让支撑脊柱的深层肌肉得到锻炼,也能让腹部周围的脂肪减少。同时它还需要很高的平衡度,因此可以消除骨盆歪斜的问题,也可以让骨盆周围的肌肉得到锻炼。它还能提高身体基础代谢,让人变身成不易发胖的体质!

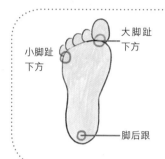

"平衡运动法"的最佳重心点在哪呢?

两脚站立时,把身体重心放在脚底的什么位置能让身体保持最佳平衡呢?把身体重心均衡地放到大脚趾下方、小脚趾下方、脚后跟这三个点,是最容易控制身体平衡的方式。

让身体重心均衡地放置在脚底三点的练习

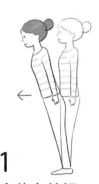

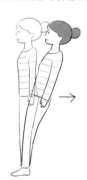

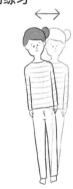

1
身体向前倾

两脚打开与肩同宽,脚底不能离开地面,要全部贴在地上,然后身体向前倾。这时保持平衡的要点是身体的重心落在大脚趾和小脚趾的脚趾尖上,从头到脚要保持一条直线。

2
身体向后倒

脚底不能离开地面,要全部贴在地上,将身体重心放在脚后跟上,然后身体向后倒。这个动作要注意从头到脚要保持一条直线,而且只有上半身向后倾斜。

3
身体向左/右倒

脚底不能离开地面,要全部贴在地上,身体尽量向左/右倾斜。跟1、2点一样,要注意从头到脚要保持一条直线。

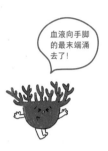

血液向手脚的最末端涌去了！

洗澡后的拉伸运动真的如此重要？

　　泡澡能促进血液的流动，让身体关节变得更加柔软，因此泡完澡后是非常适合做拉伸运动的时机。平时不太运动到的关节、肌肉等，会逐渐变僵硬，可动区域也会逐渐变小，导致血液流动性变差，而供血减少又会导致它们更加僵硬……形成恶性循环。

　　泡完澡后，首先我们使用腹式呼吸法，然后慢慢地伸一伸懒腰。伸懒腰能对脊柱产生刺激，让副交感神经处于主导地位，能促进周围的毛细血管的增长。接着再做全身伸展运动，让全身都舒展开来。

　　下面要给大家介绍的一些运动姿势，主要是腹部周围、下半身的伸展运动，但实际上也能让脊柱得到很好的拉伸，对上半身也有锻炼效果。拉伸运动能改善我们平时的身体姿势，也能改善身体僵硬、疼痛、冰凉等症状。

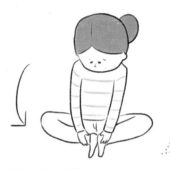

泡完澡后建议大家进行拉伸运动

做拉伸运动的时候，要注意呼吸，一边深呼吸一边拉伸。当肌肉拉伸到很舒服的姿势时，要保持这个姿势不动，停顿 10 秒。每个动作都不要勉强，根据自己的情况重复 5 ~ 10 次就行。

股关节伸展运动

盘腿坐在地板上，两只脚掌贴在一起，一边往外吐气一边将上半身往前倾，腹部先靠近地板，然后是胸部，最后是头部。

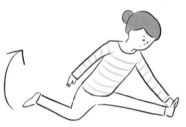

大腿拉伸运动

两腿打开坐在地板上，右小腿慢慢地向上弯曲，对右大腿进行拉伸。再慢慢地恢复原来的姿势。接着左腿重复同样的动作。

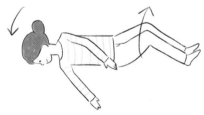

扭转拉伸运动

仰面躺下，慢慢地将头向右侧转，同时膝盖向左转，再慢慢地恢复原来的姿势。接着朝相反的方向再做一次。

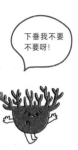

下垂我不要不要呀!

对抗脸部衰老的锻炼

脸也是身体的一部分，脸一样是由肌肉和毛细血管等构成的，所以无论到了多少岁，对脸部肌肉进行锻炼都是十分可行的。

首先要告诉大家为什么年龄增长了，脸上会出现皱纹和皮肤下垂等问题。大多数人可能都以为原因是皮肤衰老并残留在脸上，皮肤变长了导致下垂。但实际上这是支撑脸部全体皮肤的表情肌肉衰老导致的。

表情肌肉变小、变弱后，就会因为重力的作用开始下垂，当然皮肤也就跟着一起下垂了，这才是皮肤下垂和皱纹产生的原因。表情肌肉衰老还会导致毛细血管减少、脸色变差、肌肤细胞衰老。为减缓表情肌肉衰老，可以做 162 页介绍的脸部运动，平时多使用脸部的肌肉，让自己的表情更丰富也能有改善的作用。

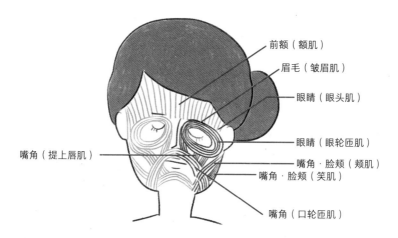

前额（额肌）

眉毛（皱眉肌）

眼睛（眼头肌）

眼睛（眼轮匝肌）

嘴角（提上唇肌）

嘴角·脸颊（颊肌）

嘴角·脸颊（笑肌）

嘴角（口轮匝肌）

脸上竟有这么多的肌肉！

脸部有很多可做出不同表情的肌肉。这些肌肉和脚上、腹部、手上的肌肉一样，运动不足或年龄增加会让它们的力量下降，变得和上图右侧脸部的肌肉一样下垂。

Q. 经常锻炼脸部肌肉难道不会让皱纹增加吗？

A. 只是表面运动会让皱纹增加，但从里到外地锻炼脸部肌肉就不会有问题！

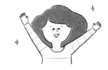

第一次做脸部肌肉锻炼时，脸上的肌肉感到疼痛就代表这个方法是正确的！

只有脸部表面的皮肤运动的错误锻炼方法会导致皱纹增加，但连脸部深层的肌肉也一起运动的话，就不用担心有皱纹产生了。大家需要注意的是，那些粗暴的、强行把脸部皮肤往上拉的按摩方法是错误的，会导致皱纹增加。

预防皱纹和皮肤下垂！

"脸部肌肉锻炼" 课程

1. 眼肌提拉

将眼睛睁大，保持 10 秒左右不动。

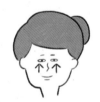

2. 眼肌提升

只将下眼皮往上提，上眼皮不动，眼睛变得细长，保持 10 秒左右不动。

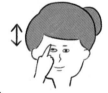

3. 眉肌眼肌提升

用手指按住眉毛，将眉毛上下推拉，一边眉毛做 10 次。

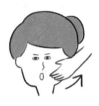

4. 嘴角颊肌提升

嘴巴张开呈 O 形，保持 10 秒不动，同时用两手轻轻按住法令纹，将它朝耳朵的方向提拉，再接着让嘴角两边的肌肉做上下运动。这个动作重复 5 次。

5. 颊肌提升

用力将脸颊的肌肉向内收缩，保持 10 秒不动。

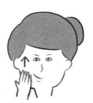

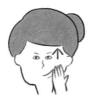

6. 嘴角肌提升

用手按住右侧嘴角的肌肉，将右侧嘴角向上提，保持5秒不动。接着让右侧嘴角放松，用手按住左侧嘴角的肌肉，将它向上提，保持5秒不动。

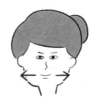

7. 嘴角肌提升

闭上嘴巴后，嘴角快速地左右运动。左右往复10次。

8. 嘴角肌提升

上下唇用力闭合，保持10秒不动。

黑眼圈也能通过脸部锻炼消解！

黑眼圈多是眼部血液流通不畅导致的。脸部肌肉锻炼可以促进血液流通，改善黑眼圈状况。

1. 手指并拢将脸颊全部盖住，然后把下眼皮轻轻地向下拉。

2. 接着逆着拉动的方向，慢慢地将眼睛闭上，保持10秒不动，最后再慢慢地将眼睛睁开。

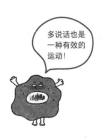

中招"口腔干燥综合征"怎么办？

有的人早上起床后会觉得嘴巴发干或者黏黏糊糊的，或者早起后感觉水分较少的食物难以下咽等。出现这些症状的人可能就患上了口腔干燥综合征。如果以为口腔干燥综合征就是嘴巴里发干，没什么大不了，那可就大错特错了。口腔干燥综合征的发病原因很复杂，是更年期的影响，糖尿病、肾脏疾病、压力大导致的自主神经功能紊乱，嘴巴周围的肌肉力量降低，药物的副作用等很多问题综合导致的。发病原因可能不同，但若不对口腔干燥综合征进行治疗，任其发展的话，会出现口臭的问题，还可能引发牙周病，继而由牙周病引发肥胖、糖尿病、动脉硬化等。

口腔干燥综合征是"舌头应该和身体一块运动起来"的信号。运动能让自主神经得到调整，也能让嘴巴周围的血液流动情况改善。舌头的运动能促进唾液的分泌，唾液有自净作用，能将口臭去除，也能预防牙周病。

口腔干燥综合征严重程度自查

☐ 容易感觉口渴　　　☐ 嘴角容易开裂
☐ 嘴巴里黏黏糊糊　　☐ 舌头刺痛
☐ 干的食物吞咽困难　☐ 舌头的表面呈红色且龟裂
☐ 感觉自己的味觉怪怪的　☐ 容易长虫牙
☐ 口臭问题严重　　　☐ 经常感到胃灼热

出现的症状越多，口腔干燥综合征的严重程度越高！压力大很容易引起自主神经的混乱，需要特别注意！

还有瘦脸的效果？！
介绍一下"舌头操"

舌头的肌肉是和脸部肌肉相连的，锻炼舌头肌肉除了有促进唾液分泌的效果外，还会有瘦脸的效果。嘴巴总感觉干的人，一定要试着做一下！

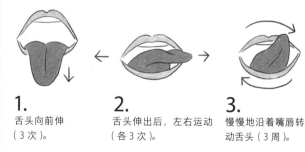

1.
舌头向前伸
（3次）。

2.
舌头伸出后，左右运动
（各3次）。

3.
慢慢地沿着嘴唇转
动舌头（3周）。

根来博士小课堂⑤

....

女性也会散发老人臭……用抗氧化食物和出汗来击退它吧!

饮食要稳定,锻炼要充分!还要注意压力调节!

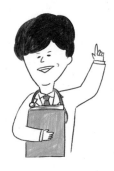

大概每个家庭都有过这样的说法："爸爸的枕头好臭。"那是一种独特的类似油脂的臭味，以前爸爸好像没有这么臭的啊……这种老人臭开始的时间一般是正当壮年的 40 ~ 50 岁，但是呢，现在 30 岁左右就开始出现这种臭味的人数在增加。而且不只是男性会有，女性也开始出现这种老人臭了！

出现"老人臭"的根本原因是一种叫作"棕榈油酸"的脂肪酸的产生。这种棕榈油酸和汗液、皮脂一起从肌肤表层分泌出来后，和皮肤表面的细菌、过氧化脂质等被氧化的皮脂一起经过合成、氧化、分解作用后，会产生一种叫作"壬烯醛"的臭味物质，这种物质是身上散发的臭味的真身。

还有一种身体发臭的情况，叫作"中年脂臭"，这种情况一般发生在 30 ~ 40 岁间，而且散发的臭味会逐渐变强。这是因为，与汗水和皮脂一起分泌的乳酸被皮肤表面常见的一种葡萄球菌代谢后，形成臭味。这个臭味与皮脂散发的臭味混合在一起，形成一种非常强烈的臭味，它就是中年脂臭的本体。

造成这两种臭味的罪魁祸首皮脂、汗水和皮肤上常见的细菌所有人都有，为什么只是年纪大些的人会散发臭味呢？原因在于身体分泌出的皮脂和汗水的"质量"不同。我们的身体一般情况下呈弱碱性，这能让身体保持良好的机能，但饮食过度、偏好肉食、疲劳过度和压力大等会让身体逐渐向酸性靠拢。这种情况下分泌出的汗水自然也会偏酸性，作为酸性疲劳物质的乳酸也会分泌更多，身体就变得容易发臭了。

饮食过度或压力过大等会对内脏造成负担，身体分泌的皮脂量会增加，这些皮脂最终又会变身成为过氧化脂质，而过氧化脂质越多，臭味就越强烈。

　　首先要说明，身体会发臭是一种自然的现象。只是，和以前相比现在的人更在意这个问题。同时因为饮食习惯变化和压力增大，让汗水的质量发生了变化，再加上分泌汗水的"汗腺"的机能也降低了，发臭的问题就比以前更明显了。本来汗腺会将汗水先过滤一遍后再将它排出体外，但现在的汗水中含有了太多脂质、乳酸、矿物质等多余的成分，汗腺的过滤机制来不及将它们都过滤就已经将它们都排出了。再加上现在的人，一年四季都待在有空调的房间里，又很少运动，平时汗水分泌得就少，汗腺的过滤机能自然就会逐渐衰退。当人外出或暴露在室外环境时，一出汗那些让身体发臭的元凶就跟着一起排出来了。

　　发臭的原因全部源于我们自身。这时应该采取的对策，可不是用香水来掩盖这个气味，而是应该控制氧化程度高的油脂和动物性脂肪的摄取，从而让汗腺分泌的皮脂数量减少。同时要经常运动，多出汗，让汗腺的过滤机能保持在正常水平。最好还要注意不要让自己处于太大的压力和疲劳状态之下。

促进血液流动很重要！

还有这种臭味……

减肥或疲劳的时候出现的！

"压力山大臭"

过度的减肥或压力、疲劳会让自由基大量产生，皮脂也容易被氧化，散发出强烈的臭味。最有效的应对方法是多摄取一些含抗氧化成分的食物，以及多运动，以对自主神经进行保养，促进血液流动。这种方法不只是能防臭，还有对抗衰老的作用！

用心打倒臭味！

中年脂臭

因疲劳和压力产生的乳酸和皮肤细菌一起打出的组合拳，散发出强烈的臭味！

人在疲劳、压力大时，汗水中会含有乳酸物质，它们和皮肤表面的细菌混杂在一起，产生一种叫作二乙酰的物质，这种物质是导致身体发臭的元凶。而且，二乙酰如果和皮脂臭混杂在一块那就不得了了！会散发出一种强烈的臭味……我们这代被工作压力淹没的人，无论男女都要小心中年脂臭的问题！

老人臭

因为自由基的作用导致皮脂氧化，臭味扑面而来！

棕榈油酸这种脂肪酸和自由基发生反应后，会产生壬烯醛，这种成分是导致老人臭的根本原因。经常吃脂肪含量高的食物的人和压力大、过劳的人，身体内会产生大量的自由基，所以无论男女，发生老人臭问题的风险都很高！

想从根源上杜绝体臭问题的话……

要控制
动物性脂肪和
旧油的摄取！

多出汗，
提高汗腺的
过滤机能！

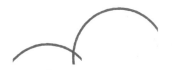

重返年轻的心理保健

年轻的心理寄宿在年轻的身体里！

"心理"（メンタル）这个词，经常用来表达内心、精神、知性、心情等各种各样的意义，有时候谁也不太明白这个词到底代表了什么意思。但近年来，"心理健康"这个词逐渐被大家熟知，医院里"心理健康门诊"的门诊量也逐渐增多，这说明现在越来越多的人意识到要注意自己的心理健康问题了。

心理方面的治疗，会涉及自主神经、大脑的神经传送和激素等领域。看起来，心理治疗很复杂、很困难呢……但实际上是不是这样的呢？事实上存在很多简单的解决方法，只要搞清身体的结构，依据它对身体进行保养就可能会解决心理上的问题。

举个例子，在重要的会议开始之前总会觉得非常紧张，身体不由自主地发抖，虽然努力地想要集中精神思考，但效果却并不太好。这个时候如果使用腹式呼吸就能对自主神经进行调整，让身体自然地放松下来。还有，当过于疲惫、浑身无力时，即使用力敲打自己脑袋，强行想让自己身体运转起来也不会有效果。这时，可以把眼睛闭上，注意自己的呼吸，让大脑放松下来，然后疲劳会逐渐从被过去和未来的事情占满的大脑中消失。身体和心灵都能轻快、舒畅起来。

心理状态虽然肉眼无法查看，但请试着在意识中将心理和身体连接起来，因为年轻的心理只会寄宿在年轻的身体里。为了不让心理随着年龄的增长而衰老，日常生活中要格外注意自己的心理保健。

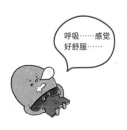

呼吸……感觉
好舒服……

击退负面情绪的"腹式呼吸"法

当有什么不好的事情发生时，会坐立难安、难以入睡……这时交感神经的兴奋度很高，身体将一直处于兴奋状态。负面的情绪太多，一味地膨胀累积，会对身体造成非常大的负担。

当我们陷入这种负面情绪时，我强力推荐大家试试"腹式呼吸法"。膈中聚集了大量的自主神经络，可以说是"自主神经传感器"一样的存在。腹式呼吸会对膈形成刺激，能降低交感神经的兴奋度。

我在哈佛大学还开发了一个根据心跳变化来监测自主神经兴奋度的设备，并用这个设备来研究了很多种呼吸方法，以确定这些方法对自主神经产生的作用。腹式呼吸法不只在心情不稳定的时候有帮助作用，在上下班前后等需要切换心情的时间点也都很有效果。

紧张感消失！

腹式呼吸的基本步骤

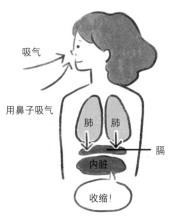

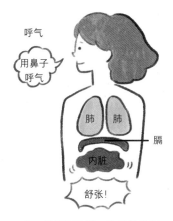

1. 一边慢慢让腹部鼓胀一边吸气。膈会收缩向下，肺部空间会增大。

2. 一边慢慢收腹一边往外吐气。膈会松弛上升，挤压肺部空间，将空气排出体外。

检查一下自己的腹式呼吸是否准确！

仰面躺下，将膝盖立起，将手放在腹部感受腹部的起伏，以此判断自己的腹式呼吸法是否正确。吸气时肚子应该鼓胀起来，呼气时肚子应该瘪下去，这样就代表做得没错。

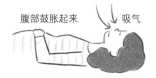

腹部鼓胀起来　吸气

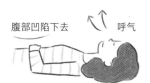

腹部凹陷下去　呼气

应对不同压力等级的

根来式呼吸法

随时都能做！
轻度腹式呼吸法

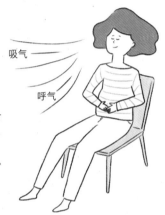

1. 以自己感觉舒适的坐姿坐下。

2. 注意自己的腹部和胸部的起伏方向，一边吸气一边让腹部鼓胀起来。

3. 一边呼气一边让腹部凹陷下去。这时，要注意胸部也要往上提。

能感受到呼吸带来的愉悦！
深度腹式呼吸法

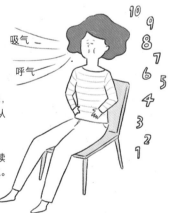

1. 一边用鼻子吸气一边让腹部鼓起来，然后缓慢地将气排出体外，吐气时从1数到10，缓缓吐出。

2. 数到10将气全部排出体外后，继续憋气，直到极限时再开始下一次吸气。呼吸时一直重复上述步骤。

压力等级 3

能缓解失眠、压力大等问题！

4·4·8 呼吸法（4次 ×2步呼吸）

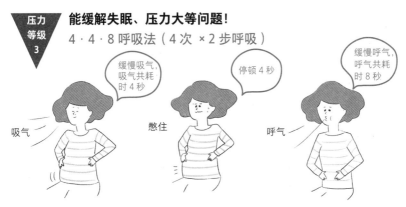

1. 在吸气的时候，注意要边吸气边让腹部鼓胀。连续2~3次吸气，每次吸气时都要让腹部更鼓胀，整个吸气过程要持续4秒钟。

2. 吸气后，保持4秒不动，不要吐气。

3. 一边让腹部凹陷一边缓慢呼气，整个呼气过程要持续8秒钟。

压力等级 4

有强大的对抗压力和疾病作用的终极腹式呼吸法！

10·20 呼吸法（20~40次，10~20分钟）

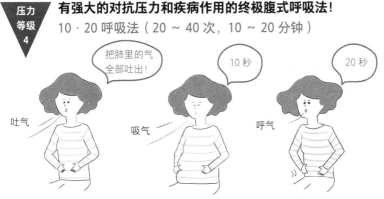

1. 挺直腰杆坐下，一边缓慢地收紧下腹部，让它尽量地收缩，一边向外吐气，将身体内的气全部排出。

2. 下腹部和肛门周围放松，心里默默开始数10秒钟，一边缓慢吸气，一边让下腹部鼓胀起来。

3. 从头部开始到胸部逐渐放松，这时会自然地往外吐气，下腹部慢慢地凹陷下去，肛门逐渐紧闭，整个吐气过程要持续20秒钟。

176

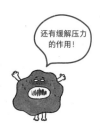

还有缓解压力
的作用!

5分钟的"脑袋放空时间"
让疲劳的大脑焕然一新

　　近年来,"日式冥想"作为冥想的一种,在全世界都享有很高的知名度,同时它也是一种非常有效的消除压力的方法。简单地说就是将注意力都集中到这一瞬间的自己的身上,并完全地接受现在的所有一切,停止思考。想象一下自己正准备入睡,然后全身放松,将意识放空,只将意识集中到自己的呼吸上,这就是日式冥想的感觉。冥想能让我们的身心全面放松,远离烦恼,心情舒畅。

　　日式冥想最重要的就是要屏除"杂念"。杂念无时无刻不在涌入我们的大脑,冥想需要我们不执着于这些杂念,接受它们再将它们抛至脑后,将全部意识都只集中到自己的呼吸上。在冥想中重复上述的行为,会让大脑得到休息放松,减轻身心压力,唤醒我们的记忆力和集中力,可以说是让我们的大脑重返年轻了。具体的冥想方法后面会进行介绍。

日式冥想的作用

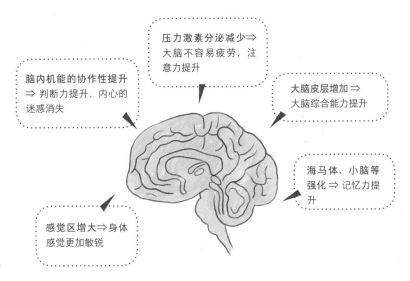

压力激素分泌减少⇒大脑不容易疲劳，注意力提升

脑内机能的协作性提升⇒判断力提升，内心的迷惑消失

大脑皮层增加⇒大脑综合能力提升

海马体、小脑等强化⇒记忆力提升

感觉区增大⇒身体感觉更加敏锐

能让人身体健康、心情开朗、积极向上，而且哈佛大学的研究还证明了它在精神上、器官上的正向影响作用！

大脑疲劳度检查

☐ 心里一直有麻烦事或担心的事情……
☐ 脑子里老是来来回回地思考同一件事……
☐ 休息日脑子里也不停地思考工作上的事情……
☐ 老是手机不离手……
☐ 老是在意别人的眼光，完全不受自己控制……
☐ 老是思考将来的事情，为之感到不安……
☐ 睡眠质量一直不好……
☐ 环境或生活习惯等突然大变……
☐ 人际关系一直都处理得不太好……
☐ 错误连发……
☐ 经常忘记东西……

有越多项符合，说明大脑的疲劳度越高。
⇒ 这时候可以通过冥想让大脑好好休息！

缓解大脑疲劳，
来试试日式冥想法吧

日式冥想法，是这种感觉！

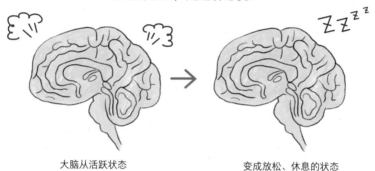

大脑从活跃状态　　　　　　　　　变成放松、休息的状态

将意识集中到自己的呼吸上
- 自然地呼吸
- 用心感受气息的出、入

注意力涣散，
杂念不断涌入

日式冥想的步骤

将意识从杂念中拉回，
抛开那些杂念，注意
力再次集中到呼吸上

注意力放到那些杂念之中
- 不要再执着于一件事是做好了还是没做好
- 慢慢、平静地接受这些杂念

日式冥想的操作方法

1. 闭上眼睛，什么都不要想，让自己的大脑完全放空……

2. 每一次呼吸心里都默默地从 1 数到 10。边呼吸边将注意力放到自己的口、鼻、胸、腹、脚心等身体部位的活动上。

大脑中如果出现了杂念，要平静地接受它，再随着呼吸将它抛出，将注意力恢复到呼吸上。

后背伸直，身体放松。

一次冥想时间持续 5 ~ 10 分钟

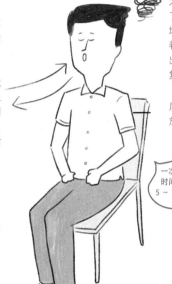

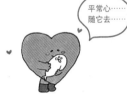

平常心……随它去……

Q. 试着冥想了一下，可是杂念太多了，注意力没法集中……

A. 即使不能集中也是 OK 的！就这样接受所有做不到的事情，用平常心接受一切吧。

试着冥想了一下，可是怎么样都没法集中注意力……即使这样，也请不要沮丧！日式冥想的思考方式就是不要去考虑自己是做到了还是没做到，接受所有事物的现状。每天都坚持进行冥想，时间长了就会有不同感受。冥想时要注意眉间、脸颊、嘴巴周围等脸部肌肉要放松，肩膀、脑袋等也不要用力，全部放松。

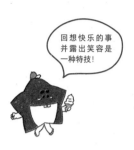

最强的"元气恢复法"竟如此简单!

我用自己开发的自主神经及压力状态监测设备进行实验研究后发现，笑能改变自主神经的状态。当交感神经处于主导地位时，笑能让副交感神经兴奋度提升；当副交感神经处于主导地位时，笑能让交感神经兴奋度提升。这个结果表明，笑能让混乱的自主神经重新修正，能对心理状态产生强烈的影响。加利福尼亚州的一所大学做了一项研究，发现当人有想要大笑的想法时，身体就会开始分泌大量的快感物质内啡肽。最近日本的近畿大学、奈良县立医科大学也在进行相关的研究，不久后也许他们会发现大笑能带来其他新的好处。

越是辛苦的时候，越是要用笑容来面对不是吗？尽力多想那些快乐的事情，让大脑分泌更多的幸福激素，这样就真的会慢慢变得开心了。回想过去的快乐事情，是最好的心理保健方法。

笑能激发身体的活性！

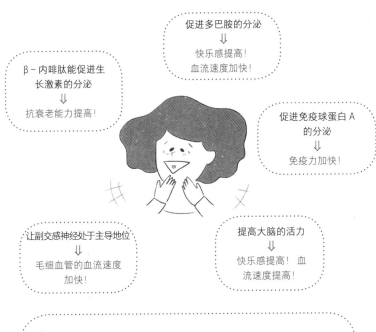

促进多巴胺的分泌
⇩
快乐感提高！
血流速度加快！

β-内啡肽能促进生
长激素的分泌
⇩
抗衰老能力提高！

促进免疫球蛋白 A
的分泌
⇩
免疫力加快！

让副交感神经处于主导地位
⇩
毛细血管的血流速度
加快！

提高大脑的活力
⇩
快乐感提高！ 血
流速度提高！

Q. 不喜欢看电视上的搞
笑节目怎么办？

A. 可以试试落语啊！

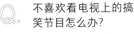

太搞
笑了！

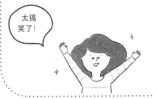

要是不喜欢看搞笑节目和喜剧的话，
试试听听落语（日本单口相声）如
何？ 不过，也有可能有人觉得落语
的包袱太老了，听起来没意思，笑
不出来……但只要让人想发笑，就
能起到心理保健的作用哦。落语里
的段子、包袱，只要能让听众嘴角
上扬，就能促进快乐激素和生长激
素的分泌。选一些自己喜欢的、欢
乐的节目，经常看一看，就是对自
己进行心理保健。

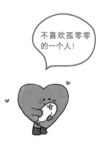

不喜欢孤零零的一个人！

与人接触是终极心灵治愈术

经常一个人待着，所以人际关系简单，可能不会像在复杂的人际关系中那样产生较大的心理压力。但是这样的话与人交流时才能产生的"治愈物质"也相应地减少了，还可能让人变得悲观消极。而悲观消极的思考方法会造成相当大的心理负担，交感神经会趁机占据主导位置，让那些导致心理压力变大的激素的分泌增多，最后陷入悲观主义的恶性循环。所以实际上，一个人独处压力是会增多的。

要想从这种境况中逃脱，只有求助于"幸福激素"催产素的功效。催产素只在和他人接触、产生共鸣、关心他人时才会分泌，自己一个人孤独地待着是不能促进催产素的分泌的。心情不好的时候，不要一个人默默消化，要尽量积极地去和其他人接触，与他人建立更多的联系。在与别人接触的时间里，心情会慢慢地平复，希望大家都能意识到与人相处的治愈效果。

幸福激素·催产素的分泌提高术

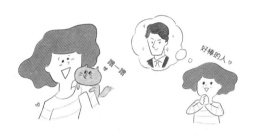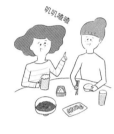

多和家人、恋人、
朋友、宠物接触

多关心别人

和同事去小酒馆喝酒聊天

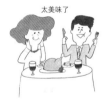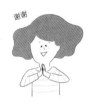

和朋友一起去吃美食

多跟别人说"谢谢"

让催产素分泌量增加的方法包括：对五种感觉（视、听、嗅、味、触）进行刺激，和人、动物接触，与人产生共鸣，怀有感恩的心。一个人待着，是没有办法体验上述活动的，所以我们要尽量多与人接触，多和人交流。

 恋爱类游戏也能促进催产素分泌吗？

 遗憾地告诉大家，游戏的效果不太明显。

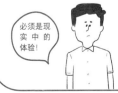
必须是现实中的体验！

打游戏和看漫画等类型的活动，对催产素的分泌促进作用很微弱。如果实在是与人交流有障碍，难以与人或动物接触，那么试着养一些植物如何？在照顾植物的过程中，看着它们成长，也会在心里产生喜爱的感情，这样就能促进催产素的分泌！

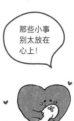

积极的心态会促进抗衰老激素分泌

这个世界到处都充溢着压力，但实际上一件事是否会给自己造成压力，全在于个人的心态。"事情的好坏在于自己怎么看待它"，这句话说得一点没错。碰到不好的事情，如果不是一味地只想着"好烦好烦讨厌讨厌"，而是从中找到自己想要达成的目标，并努力从中寻找乐趣，反而会促进"幸福激素"催产素的分泌，起到缓解压力的作用。而适度的压力会变成生长激素的刺激源，促进它的分泌。相反的，如果只看到事情坏的一面，就会让压力倍增，导致"衰老激素"皮质醇分泌增加，不但不能对心理进行保健，而且还会加速身体衰老。应该选择哪种处理方法，一目了然。

压力这种东西，不要一味地积压在心底，要适度地让它们释放出来，并锻炼自己从容面对生活中的挫折和伤痛的能力。这也是我们的身心随时都能充满元气、保持健康的小秘诀。

积极的想法能转换成巨大的行动力！

被分配到困难的工作时
神经紧绷、一脸将死的沮丧

"为什么只有我会遇到这种倒霉事呢！"

→ 交感神经占据主导地位，血液循环恶化！
→ "压力激素"皮质醇的分泌过剩！
→ 自由基大量生成！

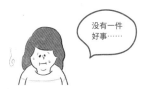

没有一件好事……

被分配到困难的工作时
虽然难做，但做了总会有收获！

"先来寻找突破口吧！哎呀，还挺有意思！让人兴致勃勃呢！"

→ 自主神经的平衡不会被打乱
→ 促进"幸福激素"催产素分泌！
→ 适度的压力能促进生长激素的分泌！

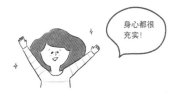

身心都很充实！

生气时的应对方法

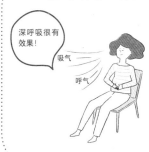

深呼吸很有效果！

吸气

呼气

生气是人类的一种防御本能，在突然发生讨厌的事情的时候，身体会自动激发应对处理，血液会一下子都冲到大脑上，自然就会产生愤怒的情绪。任何时候发生不快的事情时，都可以先整理一下思绪，设想一下各种情况的可能性，慢慢让自己心情平复。可以利用深呼吸（详见173页的腹式呼吸法）帮助自己平复心情。每次生气时都先按照上述方法冷静一下，一定会收到很好的效果。

根来博士小课堂⑥

....

预防痴呆症可是日常功课……
懒怠的人最危险!

你大脑的血液流动完全没问题吗?

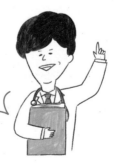

2015 年 1 月，日本厚生劳动省发表了"2025 年的痴呆症患者预测"，预测 2025 年痴呆症患者将是现在的 1.5 倍，超过 700 万人。如果加上轻度痴呆症患者的话，这个数字会达到 1300 万左右，也就是说 65 岁以上的人里，大概每 3 个人就有 1 个人患有痴呆症或者即将得痴呆症。

所以说痴呆症已经不是与己无关的事了，痴呆症的患者数量每年都在急速增长，但实际上有相当多的人对痴呆症没有正确的认识，并不知道痴呆症是什么疾病。

痴呆症是一种持续性的疾病状态，是大脑的细胞逐渐死亡导致的，它严重影响人的行为、行动，给日常生活造成了巨大的障碍。它与随着年龄增长出现的健忘有着本质的不同，得了痴呆症的人并不会觉察到自己忘记了什么。他们会经常忘记东西，想不起一些常用的固有名词，经常地忘记一整件事，不是那种只是想不起一件事的部分细节的忘记，是整件事全部都忘得一干二净，而且即使有人进行了提醒，也完全不能再回想起来。

痴呆症有很多不同的类型，其中最具有代表性的是"老年痴呆"和"脑血管性痴呆"。"老年痴呆"的患者以女性居多，一般是因为大脑里堆积了过多的代谢废物，大脑萎缩，大量的脑神经细胞死亡，导致老年痴呆的发生。老年痴呆患者常见的症状有忘记东西、妄想和徘徊。"脑血管性痴呆"一般是由于大脑血管堵塞、出血导致周边细胞死亡、部分机能瘫痪引起的。脑血管性痴呆患者除了有忘记东西、手脚麻痹的症状外，还有无法控制自己的情感、易怒、易哭泣等症状。

非常遗憾的是，这种大脑的损伤是不可逆的，一旦大脑神经细胞受到了损伤，就无法再恢复原状。因此，我们要重视痴呆症，要尽早采取一切措施预防痴呆症的发生。

网上和各个媒体都已经发布了很多预防痴呆症的方法，确实如同他们说的，预防痴呆症的两个最有效的手段就是：保持大脑毛细血管的活力和提高脑部血液的流动性。为达到这两个目的，我们必须保证规律、充足的睡眠以及适度的运动，让自主神经得到调整。睡眠不足会让血糖值和血压上升，会对毛细血管造成损伤，影响血液的流动性。同时那些错误的饮食习惯，会导致血糖值急速上升、高血糖长时间居高不下等，也会成为毛细血管劣化的原因。平时的饮食中要注意多摄入具有抗氧化作用的食材，它们能保护我们的血液流动性，使血管不受氧化作用的侵袭。

增加大脑血液流量的方法是多使用我们的五感（视、听、嗅、味、触），多运用我们的身体和大脑。例如制作料理、练习书法、绘画、插花、读出声的朗读等方法都很有效。平时遇到不明白的问题，尽量不要马上拿出手机来搜索答案，先自己想一想，思考一下答案，养成主动思考的好习惯。多思考多动脑，能改善我们的大脑的血液流动情况，同时对大脑的信息传递机能来说也是一种锻炼。

痴呆症，到底是什么引起的？

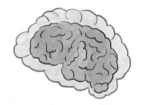

老年痴呆

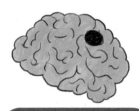

脑血管性痴呆

脑细胞逐渐死亡，大脑萎缩

脑神经的代谢废物在大脑长时间积蓄，导致神经细胞减少、脱落，大脑皮层萎缩，引起老年痴呆。老年痴呆以女性居多，主要症状为忘记东西、妄想、徘徊等。

脑血管堵塞或出血，导致一部分脑细胞死亡

脑血管性痴呆的病患中有很多年轻人。脑血管堵塞、出血等引起部分大脑细胞死亡、机能停止，是脑血管性痴呆的发病原因。它的主要症状为忘记东西、手脚麻痹、情感控制障碍等。

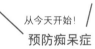

从今天开始！
预防痴呆症

1
保障毛细血管的元气！

大脑的毛细血管如果能一直保持元气，患上脑梗死的风险会降低，代谢废物滞留在大脑中的概率也会降低。我们平时要注意按照生理时钟、自主神经的节律安排作息，为毛细血管提供良好的环境。

2
血液流动通畅无阻！

鲭鱼具有促进血液流动的功效。有研究表明，每周吃一次以上鲭鱼，能让我们的血液流动畅通无阻，降低患上痴呆症的风险。

3
让五感和身体运动起来！

经常使用五感、多让身体运动，可以锻炼大脑的信息传递机能。步行也能收到很棒的效果（详见148页）。